U0288145

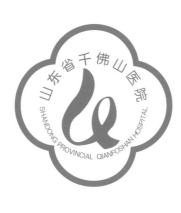

山东省千佛山医院
SHANDONG PROVINCIAL QIANFOSHAN HOSPITAL

· 院　训 · 敬业　严谨　慈和　创新

· 愿　景 · 做精于术、厚于德的临床研究型人文医院

· 价值观 · 视人如己　止于至善

· 使　命 · 生命因我而美好

· 办院方针 · 人文化　集团化　品牌化　国际化

· 服务理念 · 尊重患者　敬畏生命　用心做事　精益求精

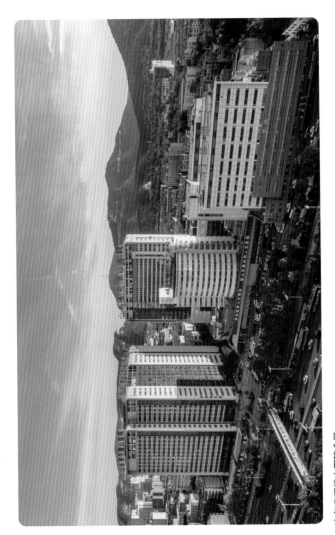

山东省千佛山医院全景

千医百句

孙洪军◎主编

医，仁术也，视人如己，止于至善。

学不贯今古，识不通天人，才不近仙，心不近佛者，断不可作医以误世！

看方犹看律，用药如用兵，有时去治愈，常常去帮助，总是去安慰。

图书在版编目（CIP）数据

千医百句 / 孙洪军著 . -- 北京：中国发展出版社 , 2017.8
ISBN 978-7-5177-0738-7

Ⅰ . ①千... Ⅱ . ①孙... Ⅲ . ①医学 - 普及读物 Ⅳ . ① R-49

中国版本图书馆 CIP 数据核字 (2017) 第 187029 号

书　　名：千医百句
主　　编：孙洪军
出版发行：中国发展出版社
　　　　　（北京市西城区百万大街 16 号 8 层　100037）
标准书号：ISBN 978-7-5177-0738-7
经 销 者：各地新华书店
印 刷 者：北京市密东印刷有限公司
开　　本：787mm×1092mm　1/32
印　　张：4　彩插 2 页
字　　数：44 千字
版　　次：2017 年 8 月第 1 版
印　　次：2017 年 8 月第 1 次印刷
定　　价：28.00 元（平装）
联系电话：（010）68990535　68990692
购书热线：（010）68990682　68990686
网络订购：http://zgfzcbs.tmall.com//
网络电话：（010）68990639　88333349
本社网址：http://www.develpress.com.cn
电子邮件：179788905@qq.com

山东省千佛山医院

　　山东省千佛山医院成立于 1960 年，隶属于山东省卫生计生委，为山东大学附属医院，山东省慈善医院，是集医疗、教学、科研、康复、保健、预防、急救于一体的省级大型综合性三级甲等医院。

　　目前，医院占地 7 万余平方米，建筑总面积 23 万余平方米，设有临床、医技科室 94 个，开放床位 3000 余张。现有在职职工 3360 余人，其中副高级以上职称专业技术人员 480 余名，担任山东大学等高等医学院校博士、硕士生导师的 320 名，其中博士生导师 48 名。先后 6 人获评泰山学者特聘专家，2 人获评青年泰山学者特聘专家，13 人获评国务院特贴、卫生部突贡专家、省突贡专家及拔尖人才。

　　医院临床护理为国家卫生计生委临床重点专科。中医脑病专业被国家卫计委、国家中医药管理局分别评为国家临床重点专科（中医脑病专科），中医中风病科、康复医学科为国家中医药管理局“十一五”重点专科（专病）建设单位。人体器官移植、心血管病、神经病学、微血管医学、风湿免疫病为山东省泰山学者岗位。普通外科、心血管疾病介入治疗中心、消化内科、神经内科为山东省临床重点学科，风湿免疫病转化医学实验室为省级重点实验室，骨科等 23 个学科为山东省临床重点专科。

　　医院同时获得开展心脏、肝脏、肾脏三种器官移植的准入资格，微创腔镜技术与介入诊疗技术是医院特色技术品牌。同时拥有美国瓦里安 Truebeam 直线加速器、德国西门子 Skyra 3.0T 智能磁共振成像仪、美国 GE Discovery 宝石高清能谱 CT 等一大批先进的医疗设备。

医院历届党委牢固树立"把抓好党建作为最大的政绩"的思想，并将医学人文精神作为医院可持续发展的重要支撑；同时向管理要效益，不断完善科室综合目标管理体系、绩效考核与成本核算体系，推动了医院健康快速发展；大力加强人才队伍建设，遴选出一批优秀中青年业务骨干进行重点培养，为医院发展奠定了坚实的人才基础。

医院注重发挥省级大型公立医院在管理、人才和技术等方面的优势，不断推进分级诊疗，先后与省内外 100 余家地市级医院签订了全面合作协议，逐步形成了以技术服务为核心、各种医疗资源优势互补的健康服务链，同时探索集团化建设，联合曹县人民医院等 6 家地市医院成立了山东省千佛山医院集团，促进优质医疗资源纵向流动。

医院为山东省省级慈善医院，先后开展了"小儿唇腭裂微笑列车""亲体肾移植""小儿白血病""人工耳蜗"等慈善救助项目，并成立山东省慈善总会省千佛山医院慈善工作站，筹资 150 余万元用于慈善救助项目。

医院先后获评"全国创先争优先进基层党组织""齐鲁先锋基层党组织""全国百姓放心示范医院""全国医院文化建设先进单位""省级文明单位"等荣誉称号。

千佛山医院赋

· 以"名医厚德光"为韵 ·

舜耕沃土，天佑泉城；齐烟九点，云径禅声。钟千佛山之灵气，毓历下亭之精英。医者温情，质坚而祛疴恙；医院大爱，风正以济苍生。遂而远近皆仰，八方播名。

坐落于千佛宝地，拔峭于庚子年时。念从前，几代人寒来暑往；感今岁，数十载奋起志追。叹其风云演变，历峥嵘而不衰。克难关，初扛保健筹业；行良策，又举康复有为。及国运昌之兴百药，乃道义担之起千医。务本开诚，科研如高屋建；修身立己，杏林若茂树辉。

盖又乘改革之风，兼传统之厚。力乎勤耕，勇乎坚守。推中西并容，纳诸科共秀。于是增设备，办教培；蓄医疗，开急救。脏器移活，心胸重构。抗击非典，援助震灾；泽沛众生，恩施患友。三甲夺魁，一流创就。掀起划价革命，在全国争锋；创优服务效能，与时代竞走。

人文医院，道义道存；崇德新风，仁心仁术。弘扬传统，沐孔子学堂之儒风；发展文明，亮南丁格尔之本色。

积淀厚重，更谱华章。溯渊之漫途，悬壶道远；肩国之任命，济世辉煌。美哉！千佛山医院。祈愿千医，直挂云帆渡沧海，福祺万代，敢昭岁月普金光！

相信人文的力量（代序）

《论语》中有句话："人而无恒，不可以作巫医。"意思就是说，医生这个职业是让人一生为之奋斗的事业，没有恒心和恒志，便难以成为一名优秀的医务工作者。

医生这一行业的特点，可以归纳为"一个中心两个基本点"："一个中心"即"仁"，"两个基本点"即"医者仁心"和"大医精诚"。自古便有"不为良相便为良医"的说法，在古代医生被称为"先生""大夫""郎中"，从这些称呼中我们便可以体会到，人们把医生看做社会良知和责任的承载者，这个社会对医生的期待是很高的，因此医生不能没有担当精神和大爱意识。

千佛山医院是山东省著名医院，这几年的快速发展令同行和社会瞩目。近年来，在孙洪军院长的带领下，千佛山医院在临床研究性医院建设上不断精进，在人文医疗开创上更是成绩斐然，在山东乃至全国人文医院建设领域都走在前列，成为山东最好的人文医院，也成为山东一个特色显著的"文明窗口"，构建了蔚然大气的"千医气象"。

中国孔子基金会多年来积极致力于"引领儒学复兴，深耕精神家园"，在打造和谐社会、践行中国梦的道路上，千佛山医院是我们的志同道合者。

我们和千医集团一起，大力开展"孔子学堂"建设，这为"优秀传统文化传承示范基地"共建奠定了很好的合作基础。我们期待通过孔子学堂建设，千医可以真正成为一所"生命大学"，让医务工作者和患者在这里受益。我们相信通过中华优秀传统文化在千医的普及推广，千医作为全国第 1000 家孔子学堂，一定能够做出示范和引领的贡献并成为行业的标杆、时代的旗帜。

此次千佛山医院和《儒风大家》合作策划的《千医百句》，分类清晰、选材精炼、解读精到，古今中外的这些名医名言和事迹，都可以称得上是典范、楷模，对于我们人文内涵的提升、医德素养的熏陶，都有很好的借鉴价值，在整个医疗行业内，也是一次有力的探索。

最后，由衷感谢千佛山医院和《千医百句》的编撰团队，将古今中外的优秀文化经典贯穿到我们的现实生活中。愿千佛山医院再接再厉，开创人文医院建设的新高度、新思维、新风景！

中国孔子基金会理事长

让人文温暖医学（自序）

近年来，山东省千佛山医院率先提出了建设人文医护和人文医院的战略，人文建设是医院当前的重大任务。我们取得了一些成绩，赢得了一些关注，也因此，总有人问我们，什么是人文医院，又怎样建设人文医院？

要想搞清人文医院建设这个课题，我们首先需要搞明白三个基本问题。

第一，医学的本质是什么？

美国生命伦理学家佩雷格里诺与大卫·汤姆斯玛在《医疗实践的哲学基础》一书中提出一句话："医学既不是纯科学，也不是纯艺术。医学是艺术和科学之间一门独特的中间科学，但又不同于它们两者。医学是人文科学中最科学的，是科学中最人道的。"

这句话很精彩，基本阐释回答了"医学的本质和内涵到底是什么"这一问题。

古人有一句话说得好："生命学问，道德文章。"医学之所以不是冰冷的技术呈现，就是因为医学是和人打交道的学问，是解决生命难题的学问，是和社会、家庭、个体都息息相关的学问，是涉及生理、病理、心理、艺术等多门学科的学问。一言以蔽之，医学是"人学"，需要充满对生命的热爱和敬畏，体现出对人的关怀和重视。

第二，医院里的人文在哪里？

我们将人文医院建设作为事业发展的目标，努力让医患双方都沐浴到人文的光辉。但我们必须承认，人文是一种习惯，而不仅仅是一种愿景或者口号，它的实现过程"任重而道远"。

《左传》说，"言之无文，行而不远。"孔子也提出："质胜文则野，文胜质则史，文质彬彬，然后君子。"对于医疗来说，文和质是相辅相成的。建筑、设备、技术等都是构成医院服务的基本条件，这些是"质"；而医院文化、人文风气、医疗服务，这些是"文"，是让患者感受到温度和关怀的软环境。而只有做"文质彬彬"的医院，才能让患者既能解除病痛，又能感受到人文的感化、服务的温暖，在就医体验上才算良好。

你可以看到千医的护士，对患者称呼"叔叔、阿姨、爷爷、奶奶"，而不是直呼床号或名字；你可以看到千医人人手一本《论语》和《弟子规》；你可以看到千医无论是安保人员、还是电梯管理员都对患者和家属以礼相待；你可以看到千医无论在制度还是管理上，都在努力落实人性化和人情味……在千医，你可以看到很多这类改变，这都是一点一滴、日积月累的改变。

医学绝不是技术的"裸奔"，它应该是人文滋养的科学，是人性牵引的艺术。如果没有人文和哲学这对翅膀，医生便不能行医，更不能成为大医、儒医。医学是良心的科学，良心就要听从内心道德的召唤，对医生而言就是尊重患者、敬畏生命。

第三，如何建设人文医院？

在提升医疗质量、强化技术创新的同时，千佛山医院将人文建设作为现阶段保持和推动医院可持续发展的重要支撑。

2016年5月，在曲阜举行的"儒学文化与医学人文高峰论坛"上，我向全会医师发出倡议，通过挖掘和学习儒学思想等中国传统文化的精髓，提高医务人员的职业道德素养。随后，作为发起单位，山东省千佛山医院确立了"崇尚医学人文精神，做山东省最好的人文医院"的发展目标，并广泛开展了一系列人文医院创建活动。

医院召开人文医院建设启动大会，要求各专业、各部门全员参与，转变观念，理清思路，营造全院人文建设氛围。临床一线开展了争创"人文医师"活动，护理系统开展了人文护理"七个一"创建活动，门急诊开展了"最佳人文窗口""最佳人文服务明星"评选活动，行政后勤开展了专题座谈会。2016年医院年终总结表彰，第一次增设人文医师、人文护士、人文窗口、人文科室、人文服务明星、人文物业、人文后勤等奖项。

医院的人文建设得到了全院职工的广泛参与、业界同行的高度认可和社会公众的强烈反响。中国孔子基金会孔子学堂与医院联手，通过儒学思想在医疗行业的传播增进孔子学堂的内涵建设。山东省人民政府研究室《决策参考》刊登"努力做山东最好的人文医院"，展示了千医在人文建设方面的典型做法。我也应邀到山东省人大常委会以及省内外多家医院、高校作专题报告。山东省医师协会2017年增设人文医学分会，我有幸被选举为分会首届主任委员。

现在，这本《千医百句》又是我们在人文建设上的一项重要的内容建设。

众所周知，医学名著卷帙浩繁，医学大家层出不穷，医学名言也精彩丰富，若能精选出古今中外的名家名言，让医护人员去学习体会，将会既有针对性、又有实用性。同时，这样一本凝聚了医学人文经典内容的小书，无论对员工培训，还是向同行交流，都大有裨益。我们希望，通过这本小册子，通过千医一系列的人文建设层面的举动，能抛砖引玉，带动更多的医院参与到人文医院建设的行列中来。

在此感谢中国孔子基金会领导和《儒风大家》编辑部、千佛山医院相关部门的同仁给予本书的大力支持！书中不足之处，还望读者指正。

山东省千佛山医院院长、党委书记

壹┃ 医之古训 / 001

贰┃ 传统文化名言 / 040

叁┃ 近现代名医名言 / 058

肆┃ 外国医学名言 / 094

伍┃ 千医文化理念 / 113

［壹］ 医之古训

‖ 原文 ‖ 1. 知其要者，一言而终；不知其要，流散无穷。

——《黄帝内经》

‖ 译文 ‖ 知道要害，一句话就能说清楚；不知道要点，就漫无边际。

解读

　　《黄帝内经》大约成书于西汉，是中国最早的医学典籍，也是中医学的理论渊薮，为中国历代医家所必读。《黄帝内经》中有黄帝和岐伯的对话，所以中医又叫"岐黄之术"。《黄帝内经》分为《素问》和《灵枢》两部分：《素问》重点论述了脏腑、经络、病因、病机、病证、诊法、治疗原则以及针灸等内容；《灵枢》是《素问》不可分割的姊妹篇，内容与之大体相同，除了论述脏腑功能、病因、病机之外，还重点阐述了经络腧穴、针具、刺法及治疗原则等。《黄帝内经》系统论述了人的生理、病理、疾病以及"治未病"和疾病治疗的原则及方法，确立了中医学的思维模式，标志着祖国医学从单纯的临床经验积累发展到了系统理论总结阶段，形成了中医药理论体系框架。"知其要者，一言而终；不知其要，流散无穷。"这句话可以理解为学医的境界，也可以理解为读书学习的门径：删繁就简，扼其要害。

‖ 原文 ‖ 2. 勤求古训，博采众方。

—— 汉·张仲景《伤寒杂病论》

‖ 译文 ‖ 在古训中找到适合自己的标杆，以此作为自己日常生活的准则，自省吾身；广泛的涉猎（药方）知识，汲取他人的优点。

解读

张仲景，名机，字仲景，东汉末年著名医学家，被后人尊称为医圣。张仲景广泛收集医方，写出了传世巨著《伤寒杂病论》。它确立的辨证论治原则，是中医临床的基本原则，是中医的灵魂所在。"勤求古训，博采众方"是医圣张仲景倡导的治学修身之道。古今中外医学史上有许多德才兼备的先贤大家，留下许多经典著作和至理名言，真正的医者应该从这些先贤身上汲取智慧来完善自己。今天我们从医，应当借鉴古今、博采众长、临证通变，这一切都离不开谦虚好学，上下求索。

‖ 原文 ‖ 3. 夫医者，非仁爱不可托也；非聪明理达不可任也；非廉洁淳良不可信也。

——晋·杨泉《物理论》

‖ 译文 ‖ 一名医者，如果没有仁爱之心、睿智之能、淳良之质，是不可以信任托付的。

解读

杨泉是西晋哲学家，其代表作《物理论》是一部唯物主义哲学著作。在《物理论》中，杨泉热情歌颂科学技术和发明创造，这在当时是一种认识的进步。医疗作为科技的一个分支，在中国科技史上占有重要地位。东汉时期的《神农本草经》，概括论述了君臣佐使、七情合和、四气五味等药物配伍和药性理论，对于合理处方、安全用药、提高疗效具有十分重要的指导作用，为中药学理论体系的形成与发展奠定了基础。东汉末年，华佗创制了麻醉剂"麻沸散"，开创了麻醉药用于外科手术的先河。西晋时期皇甫谧的《针灸甲乙经》，系统论述了有关脏腑、经络等理论，初步形成了经络、针灸理论。明代李时珍的《本草纲目》，在世界上首次对药用植物进行了科学分类，创新发展了中药学的理论和实践，是一部药物学和博物学巨著。

‖ 原文 ‖ 4. 人命至重，有贵千金，一方济之，德逾于此。

—— 唐·孙思邈《千金要方》

‖ 译文 ‖ 人的生命是最重要的，比千金还要贵重，能够尽力去救治生命，功德超过千金。

解读

世界上各种文明都十分重视生命，无论在政治思想、伦理道德，还是在个人的修身养性等方面都是如此。《黄帝内经》有言："天覆地载，万物悉备，莫贵于人"；儒家有"民为贵""生最贵"的民本思想，佛学有"人为万物之灵"的人生之学，道家更把人的生命本身看得高于一切，强调人生的一切活动都是以维持生命的存在为其基本出发点和归宿点。孙思邈以人命贵于千金做比喻，反映了他注重生命价值的认识高度，是他的医学和养生学宗旨，也是为什么他要把"千金"二字作为书名的真实含义。

‖原文‖ 5. 若有疾厄来求救者，不得问其贵贱贫富，长幼妍媸，怨亲善友，华夷愚智，普同一等，皆如至亲之想，亦不得瞻前顾后，自虑吉凶，护惜身命。见彼苦恼，若己有之，深心凄怆，勿避险巇、昼夜、寒暑、饥渴、疲劳，一心赴救，无作功夫形迹之心。如此可为苍生大医，反此则是含灵巨贼。

—— 唐•孙思邈《千金要方》

‖译文‖ 如果有患病者来求医生救治，不管他贵贱贫富，老幼美丑，是仇人还是亲近的人，是交往密切的还是一般的朋友，是汉族还是少数民族，是愚笨的人还是聪明的人，一律同样看待，都存有对待最亲近的人一样的想法，不能瞻前顾后考虑自身的利益得失，或者因为爱惜自己的身家性命（而拒绝延误）。看到病人的烦恼，就像自己的烦恼一样，内心悲痛，不避忌艰险、昼夜、寒暑、饥渴、疲劳，全心全意地去救护病人，不能产生推托和摆架子的想法。像这样的医者才能成为受苍生敬仰的大医，与此相反的话，就是人间的祸害。

解读

孙思邈为后世医者明确指出了为医之道：第一，"普同一等，皆如至亲"的平等思想和视人如亲的真挚情怀；第二，"若己有之"的同情心和同理心，把病人的病痛当成自己的病痛；第三，不避艰险的献身精神。做到这些才能成为"苍生大医"。

‖ 原文 ‖ 6.为医之法，不得多语调笑，谈谑喧哗，道说是非，议论人物，炫耀声名，訾毁诸医，自矜己德。偶然治瘥一病，则昂头戴面，而有自许之貌，谓天下无双，此医人之膏肓也。

——唐·孙思邈《千金要方》

‖ 译文 ‖ 行医的准则，应该是慎于言辞，不能随意跟别人开玩笑，不大声喧哗，不谈说别人的是非，不炫耀自己的名声，不诽谤攻击其他医者，借以夸耀自己的功德。偶然治好了一个病人，就昂头仰面，而有自我赞许的样子，认为自己天下无双，这些都是医者不可救药的坏毛病。

解读

孙思邈具有高尚的医德，一切以治病救人为先，实为后世之楷模。千余年来，他一直受到人民和从医者的称颂，被尊称为"药王"。孙思邈淡泊名利，专心从医，堪为世范。唐太宗即位后，召孙思邈入京师长安，见到孙思邈70多岁竟能容貌气色、身形步态皆如同少年一般，十分感叹，便道："有道之人真是值得尊敬呀！"太宗想授予孙思邈爵位，但被孙思邈拒绝了，仍回到乡间为民医病。唐高宗显庆四年，孙思邈又被接到长安，拜谏议大夫，这次他虽留住在长安，但仍不愿当官，碍于情面就推荐了自己的徒弟进了太医院。晚年，孙思邈隐居故里（今陕西铜川药王山），著书立说，乃终天年。

‖ 原文 ‖ 7. 大医精诚。

—— 唐·孙思邈《千金要方》

‖ 译文 ‖ 所谓"大医"，应该有精湛的医术和高尚的医德。

解读

　　《大医精诚》是一篇文章名，出自唐代孙思邈著作《千金要方》的第一卷。它是论述医者自我修养的一篇极为重要的文献，广为流传，影响深远。后世以此代指孙思邈乃至中国古代对为医之道的总结。"大医精诚"重点论述医生的两个基本素质要求：第一是精，即要求医者要有精湛的医术，因为行医是"至精至微之事"，习医之人必须"博极医源，精勤不倦"；第二是诚，即要求医者要有高尚的品德修养，以"见彼苦恼，若己有之"的感同身受的心，策发"大慈恻隐之心"，进而发愿立誓"普救含灵之苦"，且不得"自逞俊快，邀射名誉"。2016 年 12 月国务院新闻办公室向全世界发布《中国的中医药》白皮书，其中提到：孙思邈提出的"大医精诚"，体现了中医对医道精微、心怀至诚、言行诚谨的追求，是中华民族高尚的道德情操和卓越的文明智慧在中医药中的集中体现，是中医药文化的核心价值理念。

‖ 原文 ‖ 8. 医人不得恃己所长，专心经略财物。

—— 唐·孙思邈《千金要方》

‖ 译文 ‖ 医生不能依仗自己的专长，一心谋取财物。

解读

孙思邈认为，医生应当品行端正，用己所长，普济众生，"但作救苦之心"而已，否则有悖医德。"淳良廉洁，不唯名利"是中国古代医家的基本价值取向，利用医术索取钱财的人，历来为医家们所不齿。东汉名医张仲景在《伤寒杂病论》序言中强调医生必须要多为患者着想，反对"竞逐荣势，企踵权豪，孜孜汲汲，唯名利是务"。

清代医学家徐大椿在《医学源流论·医家论》中说："医者能正其心术，虽学不足，犹不至于害人。"清《吴鞠通行医记》写道："良医处世，不矜名，不计利，此为立德"。清代名医费伯雄更是明确指出："救人而学医则可，为谋利而学医则不可。"医家重义轻利，充分考虑患者利益，在这种患者对医生充满崇敬、信赖的诊疗格局中，自然能形成和谐的医患关系。

‖ 原文 ‖ 9. 故学者必须博极医源，精勤不倦，不得道听途说，而言医道已了，深自误哉！

—— 唐·孙思邈《千金要方》

‖ 译文 ‖ 学医的人一定要广泛深入地探究医学原理，专心勤奋不懈怠，不能道听途说、一知半解，就以为已经明白了医道。如果那样，就大大地害了自己呀！

解读

孙思邈曾经批判过当时一些医生的心态："读方三年，便谓天下无病可治；及治病三年，乃知天下无方可用。"这是庸医和浅薄者的自得之心。从医者不当如此，因为行医是一门严肃博大的学问，医理和医术也在时时发展进步中，一个合格的医者，应该是抱着终生学习的心态对待医学，精进勤学，不断进步，才能胜任为病人解除各种病痛的使命。

‖ 原文 ‖ 10. 省病诊疾，至意深心，详察形候，纤毫勿失。

—— 唐·孙思邈《千金要方》

‖ 译文 ‖ 诊察疾病，专心致志，详细了解病状脉候，一丝一毫不得有误。

解读

行医是"生死所系""性命相托"的大事，孙思邈在此提出了对从医者的高标准要求，即：用心——至意深心；全面——详察形候；仔细——纤毫勿失。进一步讲，一个好的医者，在对疾病的诊断上，必然要细心、专注、深入，这样才能对病状和发病机理有清晰准确的认知。在处方诊治上更应该准确，不出差错，这样才能做到辨证施治，药到病除。

‖ 原文 ‖ 11. 若不能精究病源，深讨方论，虽百医守疾，众药聚门，适足多疑，而不能一逾之也。

—— 唐·王焘《外台秘要》

‖ 译文 ‖ 如果不能精细地研究病源，深入地探讨医方医论，即使有一百个医生看守着病人，各种药物收集在家门，也只能是多增加一些疑惑，而不能把病人治好一丁点儿。

解读

　　王焘，唐代著名的医学家，于天宝十一载 (752 年) 所撰成的《外台秘要》四十卷，汇集了初唐及唐以前的医学著作。他不存个人偏见，博采众家之长，在《外台秘要》中，他引用以前的医家医籍达 60 部之多，差不多所有的医家留下来的著作都是他论述的对象，可谓"上自神农，下及唐世，无不采摭"。

　　这一句话进一步论证了"知其要者，一言而终；不知其要，流散无穷"的道理。对于医学诊治来说，如果专业不过硬，经验不够丰富，不能找出病源所在，深入探讨并给出治疗之道，即使大夫再多、药物再全，只会增加患者的疑惑，也解决不了患者的病痛。古人曾说："为医贵在术精"，做一个好医生的前提还需要医术精湛，具备这种能力，才能为患者排忧解难。

‖ 原文 ‖ 12. 行欲方而智欲圆，心欲小而胆欲大。

—— 《旧唐书·孙思邈传》

‖ 译文 ‖ 行为要方正，智慧要圆融，心计要细，胆子要大。

解读

　　这是唐代名医孙思邈为后世医家提出的临证思想方法。"行"是品行、德行，"方"是端正，就是说要具备高尚的道德品质；"智"是智慧，"圆"是通融权变，就是说要多动脑筋，善于临机应变。"心小"即小心谨慎，诊断要详尽周到，辨证要严密认真；"胆大"即在周密考虑问题、明确诊断的基础上，恰如其分地处方给药。全句合起来讲，就是要求医者外圆内方、胆大心细。

‖原文‖13. 范文正公微时，尝诣灵祠求祷，曰："他时得位相乎？" 不许。复祷之曰："不然，愿为良医。"

—— 宋·吴曾《能改斋漫录》

‖译文‖范仲淹还没有走上仕途的时候，曾经到祠堂求签祈祷：将来能否做宰相？结果不行。他又祈祷：不为良相，愿为良医。

解读

这个故事记载在南宋吴曾笔记集《能改斋漫录》卷十三《文正公愿为良医》。后来，有人问范仲淹："大丈夫立志当宰相，是理所当然的，您为什么又祈愿当良医呢？这是不是有一点太卑微了？"范仲淹回答说："怎么会呢？古人说，'常善用人，故无弃人，常善用物，故无弃物。'有才学的大丈夫，固然期望能辅佐明君治理国家、造福天下。当时签辞说我当不了宰相，要实现利泽万民的心愿，莫过于当良医：上可以疗君亲之疾，下可以救贫贱之厄，中能保身长全。"这就是后世相传"不为良相，便为良医"的由来。那些胸怀大志的儒者，把从医作为仅次于致仕的人生选择，正是因为医药的社会功效与儒家"治国平天下"的理想比较契合。元代戴良说得好："医以活人为务，与吾儒道最切近"。

‖ 原文 ‖ 14. 凡为医道，必先正己，然后正物。正己者，谓明理以尽数也；正物者，谓能用药以对病也。

—— 宋·《小儿卫生总微论方》

‖ 译文 ‖ 为医之道，先端正自己，然后端正事物。"正己"是深明事理，才能让医术得以充分发挥；"正物"是了解药材的物性，能对症下药。

解读

这句话提到医学之道的两大核心理念，"正己"和"正物"。孟子曾提出过：大人者正己而物正。岳飞也曾提出类似观点——正己然后可以正物，自治然后可以治人。其实都是强调，君子正物之前必须先正身、正心。医者的医德修养，应先持身以正，通明事理，而后才能通晓医术，将药物之性使用得恰到好处。《小儿卫生总微论方》是一部儿科著作，共20卷，宋人撰，作者不详。

‖ 原文 ‖ 15. 凡为医者，性情温雅，志必谦恭，动必礼节，举止和柔，无自妄尊。

—— 宋·《小儿卫生总微论方》

‖ 译文 ‖ 做医生的人，性情要温和文雅，志向要谦虚恭谨，行为符合礼节，举止要温柔平和，不可狂妄自大。

解读

　　我国古代有种说法："医者儒也"，意为医生是读书人，要有读书人的修养。这也是为什么在古代医生和塾师一样，都被尊称为先生的缘故。医者要练就谦恭谨慎的修养功夫，举止要合乎礼法，不仅要具备精湛的诊疗技术，还要具有较高的人文修养。当代医生属于知识分子群体，人文修养自然是必不可少的，这也是千佛山医院近年来大力建设人文医院的原因之一。培养医护人员的人文情怀，让医护人员除了具有精湛的医术外，还要有必备的人文素养，举止谦恭，待人以礼，这样才能由内而外，让患者感受到医院的人文情怀，从软环境上给患者以良好的就医体验。

‖ 原文 ‖ 16. 业医者，活人之心不可无，而自私之心不可有。

—— 宋·刘昉《幼幼新书》

‖ 译文 ‖ 从事医务事业，救死扶伤的医德不能没有，而以权谋私的杂念却不能有。

解读

刘昉为北宋名仕，官至龙图阁学士，喜好方书，他感到当时缺乏儿科全书，于是组织人马多方收集资料，历经艰辛，终于编成《幼幼新书》。该书为宋以前儿科学之集大成者，所引前代资料颇为丰富，且文献均有明确出处，其中不乏后来已佚之医著或其他文献，故又有很重要的文献价值。

刘昉在《幼幼新书·自序》中提出了"业医者，活人之心不可无，而自私之心不可有"这个观点，就是告诫从医的人首先要具备最起码的医德。要带着仁爱之心去从事自己的事业，善待他人的生命。活人之心不可无，是不忘初心；自私之心不可有，是慎独慎微。

‖ 原文 ‖ 17. 未医彼病，先医我心。

—— 宋·刘昉《幼幼新书》

‖ 译文 ‖ 要想更好地行医救人，必须先端正自己的内心。

解读

　　中国传统文化熏陶下的医学之道，非常注重强调医生的道德自觉性，认为医者面对患者，首先要立德正心，只有把自己的心放正、摆平，才能生出一颗善良的心、公正的心、平和的心来应对患者，这样的医者才算是合格的。《警世通言》："古人医在心，心正药自真。"讲的就是医生必须从心出发为患者诊治，心正的医者当然会给患者用货真价实的药！

‖ 原文 ‖ 18. 医非仁爱不可托，非廉洁不可信。

——元·戴良《九灵山房集》

‖ 译文 ‖ 医疗之事，没有仁爱之心的人不值得托付，没有廉洁修为的人不值得信任。

解读

仁爱和廉洁是自古以来医者取信于患者的根本所在。戴良是元末大儒、文学家，他对医家情有独钟，其文集《九灵山房集》中就有四个医家的传记。这些文章中，不但有人物礼赞、事迹介绍，还有大量生动奇特的医案实录，甚至有验方偏方，成为后学研究当地医史不可多得的历史资料。戴良对医家的推崇同他的家学渊源、济世情怀和浙中一带的医学发达不无关系。在戴良看来，医本之于儒，医儒本是一家。儒士志在经世致用，医家以其医术拯人疾苦；儒士以仁治人，医士以仁治病，都是大道中人，不能成良相，那就成良医。其实，医学寄托了戴良在现实生活中不能实现的抱负和理想。

‖ 原文 ‖ 19. 同道中切宜谦和，不可傲慢于人。年尊者恭敬之，有学者师事之。

—— 明·刘纯《杂病治例》

‖ 译文 ‖ 从医者在与同道相处中，要切记谦和，不可以傲慢对待同行。年长者要以恭敬之心对待，有学识的医生，无论长幼尊卑，要向他学习，向对待老师一样对待他。

 解读

刘纯，明朝初年著名医家，父刘叔渊受业于名医朱丹溪，刘纯继承家业，从医后笃志苦学，勤于临诊，著述颇丰，颇有医名。

刘纯精于医道，他认为，在中国古代医学传统中强调的医德，包括对患者之德，也包括对同道之德。尊重同道、谦虚好学，背后不议论不贬低同行是从医者的基本素养之一。明代龚廷贤在《万病回春》中批评褒己贬人的庸医："吾道中有等无行之徒，专一夸己之长，形人之短。每至病家，不问疾病，惟毁前医之过以骇患者。"陈实功在《外科正宗》提出要尊重同道："凡乡井同道之士，不可生轻侮傲慢之心，切要谦和谨慎。年尊者恭敬之，有学者师事之，骄傲者逊让之，不及者荐拔之。"

‖原文‖20.（时珍）幼多羸疾，质成钝椎；长耽典籍，若啖蔗饴。

—— 明·李时珍《本草纲目·序》

‖译文‖李时珍幼小多病，天生木讷；长大以后酷爱研读古书典籍，对此甘之如饴、乐此不疲。

解读

　　这句话是李时珍的自述，摘自《本草纲目》的序，是由当时的文坛领袖王世贞所撰。这里有两个关键信息：一是李时珍比较迟钝木讷（当然有自谦成分）；二是李时珍酷爱读书、甘之如饴。恰恰这两点都是儒家提倡的君子风范，也是许多仁人志士的共同特点。孔子说"刚毅木讷，近仁。"孔子推崇坚强、果决、质朴、言语谨慎的品格，好学更不用说了。

　　李时珍（1518—1593），明代著名医药学家。他历经27载，三易其稿，于去世前三年完成了192万字的巨著《本草纲目》。《本草纲目》这部伟大作品不仅深刻影响了中国古代医药学，还具有世界影响。英国著名生物学家达尔文称赞《本草纲目》是"中国古代的百科全书"，并在论文中引用过《本草纲目》的内容。

‖ 原文 ‖ 21. 医勿重利，当存仁义，贫富虽殊，药施无二。

—— 明·龚廷贤《万病回春》

‖ 译文 ‖ 行医需抛却功利心，不能把利益看得太重，当有仁义慈悲之心，患者贫富虽有差别，但是下方用药不能区别对待。

解读

龚廷贤（1522－1619），明代著名医家，有"医林状元"之誉。龚廷贤自幼业儒，少年时即挥毫吊古，诵爱物济人之句，不胜神往，怀有一颗仁爱之心。其早年致力科举，屡试不中，遂弃儒习医，隐居云林山中，潜心研究医学。习医期间，即以幼时读张载之句——"天下疲癃残疾，皆吾兄弟"韩愈之语——"为之医药，以济其夭死"为毕生座右铭。在《万病回春》书末，附有医家"十要"，皆是医学伦理、医学人文问题，很有参考价值。古人云"君子喻于义"，对于医生来说，重义轻利，心存仁义，对病患无差别，一视同仁，这是基本的素养，也是促进医患和谐、赢得患者尊重和信任的前提所在。医家"十要"说："贫穷之家及游食僧道、衙门差役人等，凡求看病，不可要他药钱，只当奉药。倘遇贫难者，当量力微赠，方为仁术。不然有药而无火食者，命亦难保也。"

‖原文‖22. 夫有医术，有医道。术可暂行一世，道则流芳千古。

—— 明·赵献可《医贯》

‖译文‖医者行医分医术和医道。医者凭医术可以暂行一世，只有凭医道才能流芳千古。

解读

《医贯》为明代名医赵献可编撰，成书于万历年间，记录的是有关疾病的一切问题，故名为"医贯"。中国古代医学高度重视对医道的传承。术是道的载体，道是术的本源；术无道不行，道无术不彰。医之有术，只是一时之用；医之有道，则可高屋建瓴，亦能流芳百世。正是由于医道之传，让医学超越技术层面，成为一门人文毓秀、仁义盛德的学科，一代代名家大医薪火相传，铸造出辉煌的生命学问、道德文章。

‖ 原文 ‖ 23. 或问一言为约，曰：不欺而已矣。读入门书而不从头至尾，零星熟得一方一论，而便谓医者，欺也；熟读而不思悟融会贯者，欺也；悟后而不早起，静坐调息，以为诊视之地者，欺也；诊脉而不以实告者，欺也；论方用药，潦草而不精详者，欺也；病愈后而希望贪求，不脱市井风味者，欺也。盖不患医之无利，特患医之不明耳。

—— 明·李梴《医学入门》

‖ 译文 ‖ 有人问行医有没有一句话的誓约，回答说："不欺骗罢了。"读医学入门书而不能从头到尾，只不过零星得一方剂或一种说法，于是便自称治病的医者，这就是欺骗；即使读熟而不觉悟、不能融会贯通，这就是欺骗；即使觉悟后但不能早起调息，把这看作诊视病症的地方，这就是欺骗；诊脉但不把真实情况告诉患者，这就是欺骗；斟酌药方施用药物，潦草而不精当详细，这就是欺骗；别人痊愈后就贪心索求，不能脱离市井习气，这就是欺骗。不怕医术没有效果，特别令人担心的是行医者不明医理。

解读

明朝名医李梴，嘉靖、万历年间人，早年因病学医，遂博览群书，有丰富的临床经验。晚年为助初学者入门，著有《医学入门》8 卷。李梴这段对为医者品德修养的论述颇为经典，他用一个关键词点明了医德的核心所在，就是"不欺"。这"不欺"二字，言简意赅、切中要害。这使我们想起儒家"君子暗室不欺"这句名言；想起"童叟无欺"这个成语；想起杭州胡庆余堂药号所悬挂的"戒欺"牌匾；想到"大医精诚"中的"诚"所含有"诚实无欺"内涵。尤其是最后一句，提出的"医之不明"，遥相呼应前面提出的"不欺"。这和古代很多医学大家倡导的医生要做"明医"而不是"名医"有相同之意。

‖ 原文 ‖ 24. 医以活人为心，不记宿怨。

—— 明·万全《万氏秘传幼科发挥》

‖ 译文 ‖ 医生当以存活生命，救死扶伤为不变初心，就算对和自己有矛盾的患者，也不可存有怨恨和排斥。

解读

万全（号密斋）是明代嘉靖至万历年间与李时珍齐名的著名医学家，后被康熙皇帝嘉封为"医圣"。他对养生保健、预防疾病、优生优育等方面具有独到的见解，他提出的"寡欲、慎动、法时、却疾"的养生理论不仅比世界卫生组织提倡的"心理平衡、营养均衡、适当运动、戒烟限酒"的养生理念早几百年，而且内涵更全面、更先进、更科学，被誉为"中华养生第一人"。

万全不仅医技精湛，而且医德高尚。"医以活人为心，不记宿怨"这句话就出自他的典故。怨家胡元溪，有一四岁儿子，患咳嗽吐血，遍延名医，百治不愈，无可奈何，只好来求万全。万氏当即处方治疗，服药五剂后，咳减十分之七，口鼻出血止矣。不料胡元溪嫌其儿子病愈"太迟"，而且总认为万全与自家有嫌隙，不一定会用心治疗，便决定换请别医，万全苦苦相劝无果。换医后患儿病情急转直下，千钧一发之际，病家只好负疚再请万全。万全并不计较，结果花了十七天，把患儿病治好了。

‖ 原文 ‖ 25. 欲济世而习医则是，欲谋利而习医则非。我若有疾，望医之救我者何如？我之父母子孙有疾，望医之相救者何如？易地以观，则利心自淡矣。利心淡，仁心现；仁心现，斯畏心生。

—— 明·王肯堂《灵兰要览》

‖ 译文 ‖ 为了救济世间苍生而学医是对的，仅仅是为了谋利而学医就不对了。如果自己有病了，希望大夫来救自己的心情是什么样的？如果自己的父母子孙病了，希望大夫前来相救的心情是什么样的？换位思考，那种单纯求利的心自然就会淡化。求利心淡化了，仁慈的心就会显现。仁慈心出现了，自己作为医者的使命感、责任感就会油然而生。

解读

王肯堂，明代著名医学家。他出身医学世家，早年因母病而涉猎医学，但其父怕影响他科考严禁其从医。后中进士，从政期间朝廷不纳他的抗倭疏议，愤然称病辞职回乡，重操医业，终成一代名医。王肯堂的这段话，提出了两个重要观点，一是医生对待患者要"易地以观"，也就是要有视人如己的心，换位思考，设身处地为患者着想。二是"利心""仁心""畏心"的逻辑关系，行医不可存利心，想谋利不可行医。而只有利心淡去，才能在心中给"仁心"留出位置，"仁心"的出现，"畏心"才会出现，对生命、对患者的敬畏心才能养成。

‖ 原文 ‖ 26.学不贯今古，识不通天人，才不近仙，心不近佛者，宁耕田织布取衣食耳，断不可作医以误世！

—— 明·裴一中《裴子言医》

‖ 译文 ‖ 如果一个人的学问不贯通古今，见识不通达贯穿天地人间的大道，才华不脱俗出众，又不具有慈悲之心，这样的人，宁可种田织布维持生计，也断不可行医去坑害别人的性命！

解读

这是从医者耳熟能详的一句名言。裴一中是明末名医，著有《裴子言医》，在该书序中，裴一中提出了这句名言。从医是一种光明神圣的事业，并非读书未成、生计无着时谋生的一种权宜之计，它需要从业者天资聪颖并刻苦学习，通达大道并具有慈悲之心，总之，对从医者要求很高。否则，学问不高、见识浅薄、天赋有限、心性又不怎么淡泊慈悲的人，很难成为一名合格的医者。裴一中在《言医》中还有一句话也很重要："医以活人为心，视人之病，犹己之病。"

‖ 原文 ‖ 27. 医，仁术也。仁人君子，必笃于情。笃于情，则视人犹己，问其所苦，自无不到之处。古人闭户塞牖，系之病者，数问其情，以从其意，诚以得其欢心。则问者不觉烦，病者不觉厌，庶可详求本末，而治无误也。

——清·喻昌《医门法律》

‖ 译文 ‖ 医学是一种仁术。仁爱的君子，必定是专注于一份情。专注于感情，就会看待别人（的疾苦）就像是自己（的疾苦）一样，（如果）询问他的疾苦，那自然对他疾苦的了解十分全面。临床诊治疾病时，应紧闭门窗，让患者处于安静、无外界干扰的环境中，详细询问其病情，顺从其意愿。这样的话，问的人和患者都不会觉得厌烦，这样就能详细知道病理的来龙去脉，接下来给出的处方就不会出现错误。

解读

喻昌，清初医学三大家之一，他认为只有深入了解患者的疾病和苦痛，才能最大限度地关怀患者，既治疗肉体疾病，也抚慰精神创伤，进而增强人文关怀意识，改善医患关系。医患关系不和谐的因素有很多，医者对患者诚心不足、耐心不够，进而造成患者及其家属对医者产生戒备甚至敌对心理，是其中很重要的一个因素。喻昌认为，对病人如果诚心尽责，动之以情、晓之以理，耐心地为病人服务，病人怎么可能不与你交心、不配合你工作呢？

‖ 原文 ‖ 28. 夫以利济存心，则其学业必能日造乎高明；若仅为衣食计，则其知识自必终囿于庸俗。

—— 清·叶桂《临证指南医案》

‖ 译文 ‖ 作为医者，应当存心济世利民，则其学业医术必日臻高明；如果仅仅把从医作为谋取衣食的手段，则其知识水平自必停留于平庸和粗俗。

解读

叶桂，字天士，行医于清康乾年间，清代著名医学家，四大温病学家之一。在整个中国医学史上，叶天士都是一位具有巨大贡献的伟大医家，后人称其为"仲景、元化一流人也"。他首先是温病学派的奠基人物，著有温病学派扛鼎之作《温热论》，又是一位对儿科、妇科、内科、外科、五官科无所不精、贡献很大的医学大师。史书称其"贯彻古今医术"，他是当之无愧的，无论其医学理论、临床水平、治学态度、道德境界都是值得后人珍惜和学习的宝贵遗产。他临终前警戒他的儿子们说："医可为而不可为，必天资敏悟，读万卷书，而后可借术济世。不然，鲜有不杀人者，是以药饵为刀刃也。"

‖ 原文 ‖ 29. 不知为不知，亦良医也。

—— 清·程国彭《医学心悟》

‖ 译文 ‖ 对于自己不知道的勇于承认不知道，也是良医修养的一种表现。

解读

程国彭，清代医学家，幼年多病乃立志学医，潜心研究各家医著，博采众长，乃精岐黄，医名大噪于康熙、雍正年间，著有《医学心悟》《医中百误歌》等，广为流传。

著名物理学家、诺贝尔奖获得者丁肇中先生在南京航空航天大学作学术报告时，有同学提了三个问题，丁肇中都说"不知道"，所谓"三问三不知"，这让在场的同学有些意外，但却赢得全场热烈掌声。世界三大男高音之一的帕瓦罗蒂在一个大型演唱会进行到高潮之际，突然停顿下来。当时举座哗然，帕瓦罗蒂却坦诚地说自己忘记歌词，请大家原谅，结果全场爆发出热烈掌声。《论语》有云："知之为知之，不知为不知，是知也。"知道就是知道，不知道就是不知道，这是一种智慧。裘法祖教授曾经专门撰文论述知与不知的问题。他认为，对于医生来说，能勇于承认不知，这种坦然和诚实，是每个医生或每个科学家应该具备的、不可或缺的品德。他一直认为，最老实、最诚实的人才是最聪明的人。

‖ 原文 ‖ 30. 医者，书不熟则理不明，理不明则识不清。临证游移，漫无定见，药证不合，难以奏效。

—— 清·吴谦《医宗金鉴》

‖ 译文 ‖ 从医者，读书不熟就不能明白其中的道理，道理不明就不能认识清楚。临床上对症状举棋不定，没有明确诊断意见，不能对症下药，就很难起到效果。

解读

　　吴谦是清朝乾隆年间的太医，他写的《医宗金鉴》被收入四库全书，书名是乾隆皇帝钦定的，享有盛名。"读万卷书，行万里路，与天下名士游。"这是古人对治学修身之道的高度总结。读书与实践，是人们获取知识的两大必经法门。古今中外历代医家在繁忙的诊疗之余笔耕不辍，为我们留下了大量的医学名著。这些文献既是历代医家智慧的结晶，亦是历代学术经验的积淀和理论的升华。书籍是知识的载体，源远流长的医学理论体系、博大精深的医术，蕴藏于历代医药典籍之中。博览群书，精研覃思，从中汲取前人的宝贵经验和学术精华，是造就自身良好学术素质和提高临床技能的必由之路。

‖ 原文 ‖ 31. 医之为道，非精不能明其理，非博不能致其约。

—— 清·刘仕廉《医学集成》

‖ 译文 ‖ 为医之道，不精通就不能明了其中的道理，不渊博就不能达到有所得的程度。

解读

刘仕廉，字清臣，四川双流人，是生活于清代嘉庆至光绪年间的名医，代表作为《医学集成》。刘仕廉幼年学习诗文辞赋，后因中年陡患足疾而潜心岐黄，自学十年始以悬壶济世。其学问宏通，见病亦广，大小沉疴随治即效，由此医名远扬，成为晚清蜀中名医。刘仕廉本人就是亦博亦精的典范，他采集历代医家的医学论述、各科临证以及医案等加以分类编纂而成《医学集成》，包含阴阳、脏腑、诊法、伤寒、瘟疫、内科杂病、妇产、小儿、疮症、医案、十四经脉图及经穴歌、程钟龄医门八法等，全书分类清楚，内容精要。

‖ 原文 ‖ 32. 夫医必自爱自重，而后可临大病而足托。

—— 清·怀远《古今医彻》

‖ 译文 ‖ 医者须自爱自重，然后患者有大病才可以托付给他。

解读

　　怀远，清代嘉庆年间上海名医。怀远出身于世医之家，少年业儒，及其壮年，继承家学，之后以医济世近 30 年。怀远认真钻研岐黄之说和仲景之论，颇具创见。其医术精湛，长于诊治伤寒和杂症，并兼通五官科、外科和妇科。怀远博览群书，详审其要，并结合家传经验，参以己见，历经二十余载著成《古今医彻》，并于嘉庆十三年 (1808 年) 刊行于世。《古今医彻》是一本流传颇广的中医著作，在最后专设一卷"医箴"，包括疗医、心术、品行、明理、应机、决择等，都是有关于医德和医患沟通的内容。

　　怀远认为，自爱自重，是独立人格、完整人格的体现，这样的人才可堪大用、可堪托付；这样的医者也才可以生死相托。相反，如果一名从医者随波逐流、患得患失、轻佻浮躁，患者怎么能够信任他、托付与他呢。

‖ 原文 ‖ 33. 看方犹看律，用药如用兵，机无轻发，学贵专精。

—— 清·刘一仁《医学传心录》

‖ 译文 ‖ 看药方好比看律法，要严谨；开方用药好比打仗用兵，要慎重。弩箭不能轻易击发，击发就要命中目标；学习重在学精、学透彻。

解读

　　《医学传心录》是一部综合性医书，成书于清代道光年间，是一部学医的门径书。医乃精微之道，不容浅尝辄止。学必沉潜专一，方能探其秘要。就方药而言，组方如正音，皆有严格法度；遣药如用兵，在精不在多。方药之施，既要对症，又要把握时机，有的放矢，箭不虚发。清朝乾隆年间的一代名医徐大椿也在其所著的《医学源流论》中专辟《用药如用兵论》一章，运用了孙子"十则围之，五则攻之，倍则分之"的思想，提出"一病而分治之，则寡可以胜众。"最后徐大椿得出结论："《孙子》十三篇，治病之法尽之矣。"

‖ 原文 ‖ 34. 读书而不临证，不可以为医；临证而不读书，亦不可以为医。

—— 清·陆九芝《世补斋医书文集》

‖ 译文 ‖ 读医书不能用于临床，不可以从医；能临床诊断，可又不学习，也不能从医。

解读

陆九芝是清朝同光年间名医，他由儒入医、儒医兼通。陆九芝一生博极群书，勤于临证。他认为医学是一门实践性和理论性相结合的学科，两者缺一不可。

历代的医家在这点上都是一以贯之，不仅重视基本理论的学习，还很重视临床实践。中医古训"熟读王叔和，不如临证多"，就是指学医之人不能穷钻故纸，还要切实地临证。现代名医许勉斋先生在《勉斋医话》也论述了读书与临证的关系："予独以为学识、经验相辅而行，不可偏废者也。有学识而无经验，则为纸上谈兵，无补实际，虽优亦劣；有经验而无学识，则为知其然而不知其所以然，刻舟求剑，必难化裁，虽优亦劣。"名医岳美中先生有言"日理临床夜读书"，也很好诠释了读书与临床的关系。

‖ 原文 ‖ 35. 术日以精，怀日以虚；名日以高，行日以谨。

—— 清·吴尚先《理瀹骈文》

‖ 译文 ‖ 医术越精，越要虚怀若谷；名声越大，越要谨言慎行。

解读

吴尚先是清朝末年名医，《理瀹骈文》(又名《外治医说》)，成书于同治年间，是一本外治法专书。在外治法的探索上，吴尚先表现出了不断攀登的精神，探索出了诸如薄贴法、温热法、水疗法、蜡疗法、泥疗法、发泡疗法等等外治法，这些方法与现代理疗法比较也并不逊色，同时还有它的独到之处。吴尚先创立的内病外治法无疑是祖国传统医学的继承和创新，他的创新精神在于从理论上和实践上，对古代外治法进行了系统的总结，使这一个简、便、廉、验的治疗方法，得到了广泛的推广和运用。

吴尚先这句话言简意赅，高度凝练，他认为：对于矢志从医的医家来说，技艺越高、懂得越多，就知道还有更广阔的天空，胸怀就越宽广；名声越响，就越要谨言慎行，因为自己一言一行会影响更多的人。

‖ 原文 ‖ 36. 修合无人见，存心有天知。

—— 中医格言

‖ 译文 ‖ 在药品的炮制过程中，用药的斤两是否足秤、用的药材是否上乘、制作过程是否真按规矩去做等等此类只有自己才心知肚明，旁人根本无从了解；自己是否问心无愧，是否对得起病家，而这一切上天是知道的，自有公论。

解读

"修合无人见，存心有天知"是许多中药店门前悬挂的对联，也是其自我勉诚的训条。意思是在无人监管的情况下，做事不要违背良心，不要见利忘义，因为你所做的一切，上天是知道的。

‖ 原文 ‖ 37.炮制虽繁必不敢省人工，品位虽贵必不敢减物力。

—— 《乐氏世代祖传丸散膏丹下料配方》

‖ 译文 ‖ 炮制药品虽然工序很多很繁杂，但是不敢因为这个就偷工；药品的原料虽然很贵，但是不敢因为这个就减料。

解读

　　这句话作为同仁堂古训而广为人知。同仁堂的创业者尊崇"可以养生、可以济世者，惟医药为最"这个古训，把行医卖药作为一种济世养生、效力于社会的高尚事业来做，在此后的几百年间，这种诚实敬业的品德，一直深深影响着同仁堂历代经营者，并将其升华为同仁堂职业道德的精髓而代代相传，以仁德、诚信推动着事业的发展，终成百年老字号。

【贰】 传统文化名言

‖ 原文 ‖ 38.刚柔交错,天文也;文明以止,人文也。观乎天文,以察时变,观乎人文,以化成天下。

—— 《周易》

‖ 译文 ‖ 阳刚阴柔,刚柔交错,这是天文,说的是自然;保留下文明,这就是人文,说的是文化。观察天文来考察四时的变化,观察人文用来教化天下人。

解读

以人为本、回归于人是医学的最终价值追求。从这一意义上说,医学的本质就是人文。人文主义和人道主义是古往今来的医学之本,更是当今形势下医学发展的趋向。千佛山医院孙洪军院长曾有一句话,"不能让技术裸奔",就是讲要改变技术至上主义,消弭医学与人文的分裂现象,让医学回归人文,还医学以温度,让医院充满人文关怀。

‖ 原文 ‖ 39. 知崇礼卑，崇效天，卑法地。

—— 《周易》

‖ 译文 ‖ 认识要崇高，行动则自细微处入手；崇高效法天道，卑下效法地道。

解读

　　许多学者对"知崇礼卑"非常重视，认为它是孔子非常重要的思想。"知"有的人理解为智慧，有的人理解为认知，总之是指人的认知或目标要像天一样崇高。"礼"有人认为通"履"，就是行动；也有人认为是"礼"就是日用伦常。卑，就是低下。大概意思就是指行动或实践要像大地一样谦卑踏实。《周易》的一个重要思想就是"变易"，阴阳转化。《中庸》说"行远必自迩，登高必自卑"，就是说每个人都要有崇高的理想和认知，但它必须从小处着手，努力践行、踏实行动。

‖ 原文 ‖ 40. 知人者智，自知者明。胜人者有力，自胜者强。知足者富，强行者有志，不失其所者久，死而不亡者寿。

——《道德经》

‖ 译文 ‖ 能了解、认识别人叫做聪慧，能认识、了解自己才叫明智。能战胜别人是有力的，能克制自己的弱点才算刚强。知道满足的人才是富有的，坚持力行、努力不懈的人就是有志者，不离失本分的人就能长久不衰，身虽死而"道"仍存的，才算真正的长寿。

解读

这是《道德经》一书中流传千古的名言，重点讲人的自我修养问题。老子认为，一个人倘若能省视自己、坚定自己的信念，并且切实推行，就能够保持旺盛的生命力和满饱的精神风貌。老子认为，人不可能长生不老，但人的精神则可以永垂不朽，因为他的肉体虽然消失了，而他的学说、他的思想、他的精神却会长期影响当代及后代的人们。

‖ 原文 ‖ 41. 子曰："南人有言曰：'人而无恒，不可以作巫医。'善夫！""不恒其德，或承之羞。"

—— 《论语》

‖ 译文 ‖ 孔子说："南方人有句话说：'人如果做事没有恒心，就不能当巫医。'说得真好啊！""人不能长久地保存自己的德行，免不了要遭受耻辱。"

解读

古代医术最早脱胎于巫术，巫医同源，也因此，在当时巫医并称。孔子这句话是对从医者的警示名言：一是人必须有恒心，选择从医作为职业，就要不忘初心、一以贯之，这样才能成就事业，造福患者和社会；二是从医必须恒久保持德行，否则的话就可能遭受羞辱。"不恒其德，或承之羞"是《周易》"恒"卦的一条爻辞，意思是不能恒久保持美德，可能蒙受羞辱，要守正以防憾惜。

‖ 原文 ‖ 42. 学而不思则罔，思而不学则殆。

—— 《论语》

‖ 译文 ‖ 只学习而不思考，就会茫然无知；只思考却不学习，就会精神懈怠。

解读

这是孔子关于学与思的至理名言，准确阐明了学习和思考的关系。医学是一门博大精深的学问，疾病往往又具有关联性和系统性，需要医者不断学习，向前辈学习、向实践学习才能融会贯通。但是只是学习而没有独立思考和验证，是很难有自己的体悟和创造的。任何开创性的医学成果、创新性的临床实践，都是在独立思考的基础上继承创新得到的。

‖ 原文 ‖ 43. 君子喻于义，小人喻于利。

—— 《论语》

‖ 译文 ‖ 君子明白大义，小人只知道小利。

解读

　　树立正确的义利观，一直是儒家修身之道的重要内容。孔子尽管说"君子固穷"，但儒家真正提倡的是"君子爱财，取之有道"，联系到当今医学发展现状，我们可以这样理解——这个"道"就是人文医疗。医疗生态需要更多深明大义的从业者共同维护优化，从医者不能做追名逐利的"小人"。当然，医院可以"追名逐利"：这个"名"就是医院的美名，这个"利"就是医院长远健康发展的利益。

‖ 原文 ‖ 44. 子曰："君子欲讷于言而敏于行。"

—— 《论语》

‖ 译文 ‖ 孔子说："君子说话要谨慎，而行动要敏捷。"

孔子这句名言，一直为世人所推崇。"谨言敏行"的观念尤其对从医者格外有警示作用。美国骨科医生罗博·E·波斯认为，外科医生可以概括为三类：手术快，疗效好；手术快，疗效差；手术慢，疗效差。世界上不存在手术慢但疗效好的外科治疗。高效实施外科手术的能力，是成为一名优秀外科医师的先决条件，他们在手术台上展现的是敏锐、敏捷，而不是夸夸其谈。

‖原文‖45. 子曰："仁远乎哉？我欲仁，斯仁至矣。"

—— 《论语》

‖译文‖孔子说："仁离我们很远吗？我想要仁，仁就来了。"

解读

　　行仁由己，"仁"并不是一个神秘遥远的词汇，我们每个人、每一天都可能与"仁"同在，只要去做就能得到。外科泰斗裘法祖先生不仅医术高明，而且对儒家思想很熟悉，他认为一个医生出色完成本职工作即是"行仁"。2005 年的一次外科学会议上，年届 90 高龄的裘法祖从口袋里掏出儒家经典《左传》念道："太上有立德，其次立功，再次立言。"他解释说，立德是指做人，立功是指做事，立言是指做学问，这是他人生的座右铭。这就是说，踏踏实实地做人、做事与做学问其实就是行"仁"。

‖ 原文 ‖ 46. 入则孝，出则弟，谨而信，泛爱众而亲仁。行有余力，则以学文。

—— 《论语》

‖ 译文 ‖ 孔子说："在父母跟前，就孝顺父母；出门在外，要顺从师长；言行要谨慎，要诚实可信，寡言少语；要广泛地去爱众人，亲近那些有仁德的人。这样躬行实践之后，还有余力的话，就再去学习文献知识。"

解读

医者，儒之道。医生行医一世，也是努力提升自己修为的一世。医生医德的养成，离不开自身修为的提升。一个医生只有对父母孝顺，对兄弟姐妹友爱，严谨而有信用，亲近有仁德的人才能热爱患者。一个医生不注重自身修为及德行，而能对患者展现医德，是很少见的。

‖ 原文 ‖ 47. 君子不重则不威。学则不固。主忠信。无友不如己者，过则勿惮改。

——《论语》

‖ 译文 ‖ 君子不庄重就没有威严。学习可以使人不闭塞。要以忠信为主。不要同与自己不同道的人交朋友；有了过错，就不要怕改正。

解读

　　孔子提出了君子应当具有的品德，这部分内容主要包括庄重威严、认真学习、慎重交友、过而能改等项。作为具有理想人格的君子，从外表上应当给人以庄重大方、威严深沉的形象，使人感到稳重可靠，可以付之重托。他重视学习，不自我封闭，善于结交优于自己的朋友，而且有错必改。以上所提四条原则是相当重要的。作为具有高尚人格的君子，过则勿惮改就是对待错误和过失的正确态度，可以说，这一思想闪烁着真理光辉，反映出孔子理想中的君子品格。

‖ 原文 ‖ 48. 子贡问曰："有一言而可以终身行之者乎？"子曰："其恕乎！己所不欲，勿施于人。"

—— 《论语》

‖ 译文 ‖ 子贡问："有一句话可以作为终身遵守的准则吗？"孔子说："是恕道吧！自己不喜欢的言行，不要施加给别人。"

解读

"己所不欲，勿施于人"是《论语》中的名句，提出了推己及人、换位思考的思想。这句话所提倡的"恕"道被称为人类"道德黄金律"，是没有国界的普世价值，纽约联合国总部已将其英文版镌刻在大厦走廊墙壁上。"恕"是调节人际关系的"妙药"。医患关系是双向的，对立只会带来紧张，沟通才能消除误解。患者应理解和尊重医护人员的努力与付出，同理，救治患者是医生的天职，医生如能秉承"恕"道，理解患者的心情，就能做出合理的处置，减少不必要的矛盾。

‖ 原文 ‖ 49. 子张问仁于孔子。孔子曰："能行五者于天下，为仁矣。""请问之。"曰："恭、宽、信、敏、惠。恭则不侮，宽则得众，信则人任焉，敏则有功，惠则足以使人。"

——《论语》

‖ 译文 ‖ 子张问孔子如何做到"仁"。孔子说："实行五种美德，天下归仁。"子张问："哪五种呢？"孔子说："恭敬、宽厚、诚信、勤敏、慈惠。恭敬就不会受侮辱，宽厚就会得到拥护，诚信则会受人信任而受重用，勤敏就能事业有成，慈惠才能令人服从。"

解读

这是《论语》中孔子又一次对"仁"如何落实做出说明。"恭、宽、信、敏、惠"这五个字，既是价值观也是可操作性很强的方法论，尤其对医院等现代窗口行业仍有很大的启示意义。尊重对方，是人与人交流的基础，互相包容是人与人交往的前提，讲诚信是人与人合作的准则，执行力是合作的保障，同时，要让患者得到等值甚至超值的服务。

‖ 原文 ‖ 50. 老吾老，以及人之老；幼吾幼，以及人之幼。

—— 《孟子》

‖ 译文 ‖ 从关心、孝敬自己的长辈，进而延伸到关心、孝敬别人家的长辈；从疼爱、照顾自己的孩子，进而延伸到疼爱、照顾别人家的孩子。

解读

孟子传承孔子仁爱观，而进一步提出自己的仁政思想。孟子的这句话道出了儒家一贯倡导的"推己及人"的仁爱之心，流传很广。类似思想还出现在《礼运·大同篇》中。它是《礼记》中脍炙人口的名篇，描述了孔子的理想世界，也就是大同世界："大道之行也，天下为公。选贤与能，讲信修睦，故人不独亲其亲，不独子其子，使老有所终，壮有所用，幼有所长，鳏寡孤独废疾者皆有所养，男有分，女有归。……"

‖ 原文 ‖ 51. 禹思天下有溺者，犹己溺之也；稷思天下有饥者，犹己饥之也。

——《孟子》

‖ 译文 ‖ 大禹想到天下还有被水淹的人，就好像自己正被水淹着一样；稷想到天下还有饿着的人，就好像自己正饿着一样。

解读

"人溺己溺"这个成语就出自《孟子》。"人溺己溺"是一种推己及人的慈悲精神，千佛山医院的价值观就是"视人如己，止于至善"，正同此意。孟子有"恻隐之心、羞恶之心、辞让之心、是非之心""四善端"说，这是性善论的发端。孟子认为，人的本性是善的，有时候我们的这种本性被蒙蔽了、隐藏了，我们要通过一些教化启迪激发出人本性的善良，这种善一旦被唤醒，力量是非常强大的。

‖ 原文 ‖ 52. 君子所以异于人者，以其存心也。君子以仁存心，以礼存心。仁者爱人，有礼者敬人。爱人者，人恒爱之；敬人者，人恒敬之。

——《孟子》

‖ 译文 ‖ 君子与一般人不同的地方在于，他内心所怀的念头不同。君子内心所怀的念头是仁，是礼。仁爱的人爱别人，礼让的人尊敬别人。爱别人的人，别人也永远爱他；尊敬别人的人，别人也永远尊敬他。

解读

　　千佛山医院实施打造人文医院以来，全体医护人员对人文医院建设的贯彻，内植于心，外化于行。每一个患者都是一个活生生的人，每一个生命都值得关爱和尊敬。用自身的言行来温暖患者的心，对患者不只是形于外的客套，更是一种温暖，让患者放下戒备和质疑，感受到尊重和热情，敞开心扉和医护人员交流。有时候，一句简单的"爷爷奶奶""叔叔阿姨"取代冰冷和机械的医患交流方式，患者就能感受到家人式的温暖，医护人员也能得到家人式的信赖。人文已经塑造成了千医的一个个服务品牌。

‖ 原文 ‖ 53. 人者，天地之心也，五行之端也。

——《礼记》

‖ 译文 ‖ 人是天地万物的中心，是五行的终点。

解读

　　这是对天地人的关系及人的本性的经典阐述，意思是说，人是天地万物中的根本，是万物之灵，聪明睿智，显示着天地造化的神妙，所以人在天地间的地位显示着天地之灵，由金木水火土五行的灵气等几种机理凝集而成，自然也就是最高贵的了。它闪耀着朴素的人本主义思想，指明天地之间，万事万物惟人最贵的理念。

‖ 原文 ‖ 54. 大学之道，在明明德，在亲民，在止于至善。知止而后有定；定而后能静；静而后能安；安而后能虑；虑而后能得。物有本末，事有终始。知所先后，则近道矣。

——《大学》

‖ 译文 ‖ 大学的宗旨在于弘扬光明正大的品德，在于使人弃旧图新，在于让人达到最完善的境界。知道应达到的境界才能够志向坚定；志向坚定才能够镇静不躁；镇静不躁才能够心安理得；心安理得才能够思虑周详；思虑周详才能够有所收获。每样东西都有根本有枝末，每件事情都有开始有终结。明白了这本末始终的道理，就接近了解事物发展的规律了。

解读

"大学之道"是《大学》开篇第一句，"明明德、亲民、止于至善"三个词就是整部《大学》的"三纲"。这里的"大学"与今天的高等学府概念不同，它是指大人之学、君子之学，是走向人生大道的学问。能开始研习"大学"，就意味着开启通往光明大道的修行。中间五句讲君子的自修之道，朱熹认为："知止则有定向，静谓心不妄动，安谓随处而安，虑谓处事精详，得谓得其所止。"最后四句讲的是在对事物逻辑和本质有了深刻认知之后，才能掌握事物运行的基本规律。

【叁】 近现代名医名言

55. 人生有大愿力，而后有大建树。医虽小道，实济世活人之一端。故学医者，为身家温饱计则愿力小；为济世活人计则愿力大。

—— 张锡纯

解读

张锡纯（1860~1933），字寿甫，近现代中医学泰斗，中西医汇通学派的代表人物之一，代表作《医学衷中参西录》。张锡纯原籍山东诸城，后迁居直隶盐山，累世业儒。先祖家训"读书之外，可以学医"，盖即范文正公"不为良相，必为良医"之意也。1916年，张锡纯在沈阳创办了中国第一间中医医院——立达中医院。由于他有高明的医术和特殊的地位，医名显赫。1930年，又在天津创办了国医函授学校，培养了不少中医人才。1920年代初期，被称为"四大名医"之一。

张锡纯治学虽多创论，然与同道多友善，不好贬人贵己。中西医论争势若冰炭时，仍本其夙志，撰文论中西医理相通，医界不宜作意气之争，人且以为系中庸之道。但张锡纯对误人至死的庸医却当面斥之为投井下石者，毫不留情。他处世为学以"志诚"为信条，书屋名"志诚堂"。

张锡纯不避劳苦，自奉甚俭，终生治学不辍。虽至晚年，每为人合药饵，必躬自监制；修订著作及复信答疑不肯假手他人。每遇疑难重证，辄辗转筹思，查考书籍，一旦有定见，虽昏夜立命车亲赴病家调治。即或病在不治，亦勉尽人力，不肯稍有懈怠。时人称之为一代大师，实当之无愧。

56. 医之为技，不仅在读书，又在经验。有经验者类不能读书，读书者又苦于无经验。是以心知其故者不能言，而能言者总不免隔靴搔痒。

—— 恽铁樵

解读

恽铁樵（1878~1935），近代中医学家。早年从事编译工作，后弃文从医，对儿科尤为擅长。他创办"铁樵中医函授学校"，致力于理论、临床研究和人才培养，著有《群经见智录》等 24 部著作，有独特新见。恽铁樵竭力主张西为中用，对中医学术的发展有一定影响。恽铁樵少时研读经书，国学功底扎实，后又入上海南洋公学攻读英语，成为近代中医界精通旧学，又系统接受新学教育的第一人，为吸取现代科学知识发展中医奠定了基础。南洋公学毕业后，恽铁樵从事教职，翻译了多篇小说，在沪上声名鹊起。后来他的三个儿子连续得伤寒夭亡，他明知医生处方有误，但苦于自己没有临床经验，不敢推翻。他痛感庸医误世，激起他弃文从医的决心。从此，他从医学理论走向了临床实践，挂牌行医，终成一代名医。

57. 儒之从政，医之行道，皆以救世济人为其责任也。

—— 徐相任

解读

徐相任（1881~1959），年轻时随岳父费绳甫学医，壮年悬壶沪上。1908年夏秋间，上海时疫流行，以霍乱最甚，他受聘于上海中国红十字会附设时疫医院，任顾问；又曾任神州医药总会常务委员等职。新中国建立后，受聘为上海市中医文献研究馆馆员。徐相任治病，主张不拘于一家之言，通古淹今，择善而从。徐氏临诊达50余年，既以治疗时疫见称于世，亦擅虚之长。

古人之所以医相并称，是认为两者在社会功能上没有质的区别。因为相的贤明与否，关系到国家天下的安危；医的良庸，关系到人的健康寿夭。迹虽殊，但都是济人利物之举，都是造福社会、拯救苍生。唐代孙思邈《千金要方》说："古之善为医者，上医医国，中医医人，下医医病。"因此钻研医道，济世救人，成为"上医"，充分体现出古代医家人格价值的理想追求。

58. 病人把生命都交给了我们，我们怎能不感到恐惧呢？怎么能不用戒骄戒躁、谦虚谨慎的态度对待呢？

—— 张孝骞

解读

　　张孝骞（1897~1987），内科专家、医学教育家、中国消化病学的奠基人，首批中国科学院院士，其事迹在医疗界广为传颂，被称为"协和之魂""湘雅轩辕""医德楷模"。张孝骞自小就有以医报国的志向，在湘雅、协和两所医学殿堂里，他孜孜不倦，刻苦钻研，一片真情献人民。

　　1937年"七七"事变国难当头之际，他临危受命，从协和回到湘雅，在危难中担任湘雅医学院院长之职。他说："生命的泉，即使伴着血和泪，也要在自己的国土上流淌。"新中国成立后，他重返协和，呕心沥血近40载，以身作则，身体力行，促成了内科学组的细分和专业化，为协和医院的学科建设、人才培养和长远发展奠定了基础。他心系患者，一生谨慎，反复告诫大家"诊治病人时一定要像'如履薄冰、如临深渊'一样谨小慎微"，要大家在临床工作中牢记"戒、慎、恐、惧"四个字。他还对大家说："每一个病人，都是一个研究的课题。"这些话，是他对"如何做一个好医生"的朴素回答。他的大医光芒，在他身后三十年，依然照耀着医学的圣殿。

59. 病人把最宝贵的生命交给了医院，医务人员在工作中稍一粗心大意，就有可能致人伤残，甚至危及生命。所以医疗工作不能有半点马虎和轻率。

—— 张孝骞

解读

张孝骞曾说："现在科学技术发展很快，临床医学中现代化的检验方法日益增多，现代化的设备，只有与医生对病人的直接观察相结合，才能发挥作用。病人进医院，不管需要不需要，先来一大套检查，其实这样做并不见得有什么好处。做各种技术检查，必须有的放矢。无关的、过于复杂的测定，反而容易把人的思想搞乱，且增加病人的负担和痛苦。"

在张孝骞的一生中，说得最多的一句话，就是"我是一个医生"。医生承载着太多的责任，所以需要换位思考，把人病当己病，把患者当亲人，并且不断学习，持续提高。为此，他反复告诫身边的医务人员，一定要善待每一个把生命都交给了我们的病人，刻苦钻研业务，诊疗时无比谨慎，以高度的责任心去服务患者。他的这种行医态度，熏陶了周边的其他医生。是什么成就了他这般至高的境？是渊博，是自省，是关爱，是责任，是崇高的品格，是不断磨砺的思维，是对事业的矢志不渝。

60. 救死扶伤，解除病人痛苦，维护病人健康，是医务工作者的神圣职责。医务工作者除了要有过硬的业务技术外，更要有一颗全心全意为人民服务的心，这是基本的、必备的条件。

——张孝骞

解读

为世人所称道的湘雅医院的院训，是张孝骞院长亲自择定的："公、勇、勤、慎、诚、爱、谦、廉"，这八个字也充分体现他的医学教育思想和医德观念。

张孝骞在诊治病人的过程中极其谨慎，始终坚持精益求精，这使得他能够解决许多别人难以解决的疑难重症，抢救更多人的生命。他有着菩萨般的心肠，敬畏生命、同情病人。他特别强调临床实践，认为"搞临床离不开病人，不要只做看书的郎中，一定要临近病人的床，要和病人在一起"。在临床教学查房时，他身体力行，特别细致，亲自问诊、体格检查、查看病历记载和检查报告，很细小的事情都不放过，不但解决了问题，还令每个参加查房的医务人员都受益匪浅。当病人康复时，他获得的是一种"爱情爆发般的幸福"。他的一生别无所好，唯一喜好就是诊治病人。他一生最单纯的追求，就是"临近病人的床，和病人在一起"。

61. 医生掌握的是病人的生命，要以济世救人为主旨，尽自己所能及的技术，想方设法解除病人的痛苦。这是医生的天职。

—— 赵炳南

解读

赵炳南（1899~1984），我国现代中医皮外学科的奠基人和开拓者，现代中西医结合的积极倡导者和身体力行者，也是新中国成立前京城中医皮外科四大家之一。他继承前人、勤于实践、终身学习、博采众长，尤其擅长治疗恶疮、痈疽、顽癣、瘰疬、瘘管等疑难顽症。同时其医德高尚，被世人所称赞。

为病人看病时，赵炳南总爱说的一句口头禅是："治病要紧，诊金后说。"不能治的，他就声明看不了，请另就高明，绝不敷衍。一生中，赵炳南都秉承着"穷汉子吃药，富汉子还钱"的原则。每每遇到穷苦病人，他都实行"三免"：免挂号、免费看病、免费治疗。在他的抽屉里，有很多印好的"免费证"。了解到病人的经济状况不佳，他就会跟病人讲："以后复诊的时候拿着这个免费证，你什么钱都不用花，直到看好了为止。"即便有的病人已经挂了号，他都会把挂号费如数退还。他一生称病人为"您"，无论男女老幼。有人问："您对20多岁的年轻人也称呼'您'，这么恭敬有必要吗？"他回答道："有必要，太有必要了！您看啊，'您'字和'你'字有什么区别？'您'字下面有一颗心啊！我们称呼病人为'您'，不仅是对病人的一种尊敬，也表明我们对病人怀有一颗仁爱之心。"这一席话，让所有在场的人叹服不已。

晚年，赵炳南专门致力于皮肤病的治疗与研究，其经验可谓炉火纯青，著有《赵炳南临床经验集》和《简明中医皮肤病学》。这两部著作形成了完整的中医皮肤科辨证论治体系，是现代中医皮肤科学的奠基著作，也是反映赵炳南学术思想的标志性著作。《赵炳南临床经验集》一书全面翔实地辑录了赵炳南的大量临床病案及经验总结，荣获 1978 年全国科学大会奖，成为当代中医皮肤科学的扛鼎之作。

62. 我随时随地都是值班医生。无论是什么时候，无论在什么地方，救治危重的孕妇，都是我的职责。

—— 林巧稚

解读

林巧稚（1901~1983），医学家，是中国妇产科学的主要开拓者、奠基人之一，中国首批中科院学部委员（院士），在胎儿宫内呼吸、女性盆腔疾病、妇科肿瘤、新生儿溶血症等方面的研究做出了重要贡献。

林巧稚是北京协和医院第一位中国籍妇产科主任及首届中国科学院唯一的女学部委员（院士），虽然一生没有结婚，却亲自接生了5万多名婴儿，被尊称为"万婴之母""生命天使""中国医学圣母"。

林巧稚不仅医术高明，她的医德、医风、奉献精神更是有口皆碑。从她走上工作岗位到临终前夕，心中装着的只有妇女儿童的安危。在生活和事业两者不可兼得的条件下，她选择了事业，终身未婚。她逝世时，追悼会遗像两旁垂下4.5米高的幛联，上面写着："创妇产事业，拓道、奠基、宏图、奋斗，奉献九窍丹心，春蚕丝吐尽，静悄悄长眠去；谋母儿健康，救死、扶伤、党业、民生，笑染千万白发，蜡炬泪成灰，光熠熠照人间"。60个字反映了她60余年的工作和业绩。林巧稚不但给有钱有势的妇女看病，对穷苦百姓也一视同仁，交不起钱的病人，她就免费治疗。她有一个出诊包，包里总放着钱，以便随时接济贫困百姓。新中国成立之后，她在协和医院门诊看病，鼓励贫民百姓不要挂她的专家号，告诉他们挂普通号，"同样是我给你看病"。她教育妇产科所有的人，救活一个产妇、孕妇，就是救活了两个人。百姓为了感谢她的救命之情，把在林巧稚手里接产出生的孩子起名"念林""爱林""敬林""仰林"等名字，以示对林巧稚的永久纪念。林巧稚把毕生精力无私地奉献给人民，是一位忠诚的爱国者，是人民的科学家、医务界的楷模、当代妇女的杰出代表。

63. 医者，温饱已。若饥寒则医者无能；若富贵则医者无心。

—— 王绍棠

解读

　　王绍棠（1902~1980），被誉为近代"四大名医"之一。凭借家学渊源、天资聪颖，早年在家乡行医，后足迹遍及大半个中国，曾任黄埔军校校医、同仁堂坐堂医师。

　　王绍棠先生常教育其后代："医者，温饱已。若饥寒则医者无能；若富贵则医者无心。"也就是说，从医的人，生活温饱就可以了，如果生活饥寒交迫，则说明他无能；如果富贵发达，说明他没有医者仁心。先生的品德，由此可见。先生处世谦虚严谨，除继承自家医学外，广学博览，以奋顽毕生的精神，致力于中华优秀传统医学的继承、创新。他以精湛医术行医六十余年，其医术、品德深受称誉。

64. 儿女性情，英雄肝胆，神仙手眼，菩萨心肠。

—— 章次公

解读

　　章次公 (1903~1959)，近代杰出的中医临床家、教育家、改革家，近代孟河医派名医。1920 年与同道合力创办上海国医学院。章次公热心为贫苦病人看病，用药以验、便、廉为主，深夜出诊常不取酬，有"贫民医生"之誉。"儿女性情，英雄肝胆，神仙手眼，菩萨心肠"是章次公一句非常经典的名言，制印送给门人朱良春，表达了对弟子的期望之情，也含自勉之意。"儿女性情"与"菩萨心肠"是说对待患者需要诚德品格；"神仙手眼"与"英雄肝胆"则说治病要精通医道，胆识兼备。合而观之，乃"大医精诚"的诠释。这句话成为章次公弟子、国医大师朱良春一生的行医准则。2007 年 10 月，朱良春不顾疲劳去郑州讲学，山东武城县一个胰腺癌患者水米难进，病情危急，其亲属赶到郑州恳请朱良春亲自去一趟。从郑州到武城，要坐 5 个小时的汽车，这对于一个带着疲倦的 91 岁老人意味着怎样的风险不言而喻。但朱良春不顾亲属、朋友的劝阻，毅然退掉机票，赶赴武城，在场的人无不为之动容。朱良春常说："中医不仅是一种谋生手段，更是一种仁术。"

65.学如测海深难识，理未穷源事可疑，诗到换年浑是梦，世犹多病愧称医。

—— 裘沛然

解读

裘沛然（1913~2010），国医大师、上海中医药大学和上海市中医药研究院终身教授。裘沛然长期从事中医教育和中医理论、临床研究，在许多领域见解颇多，对内科疑难病的治疗亦颇具心得，为培养中医人才做出了贡献。中国特大型综合性辞典《大辞海》的副主编。

裘沛然认为一个高明的中医，最重要的就是要识病和遣药。识病要精审，遣药需精灵。如何做到辨证识病的精确呢？他认为首先要树立正确的思维指导原则。"医者意也"，诊治疾病必须谨慎而尽心，务求专心致志、精心思虑、反复推敲。

裘沛然是一位医生，也是一位学者，他以广博的文史和科学知识，被华东师范大学和上海同济大学聘为兼职教授。他将近望八之年，仍深深感到自己"知识浅薄""名浮于实"而勤奋不倦地研究学问。裘沛然能诗善文，1989年除夕之夜，曾感赋一绝："学如测海深难识，理未穷源事可疑，诗到换年浑是梦，世犹多病愧称医。"寥寥数语，体现了他好学不倦，老而弥笃，追求真理的精神。

66. 做人要知足，做事要不知足，做学问要知不足。

—— 裘法祖

解读

　　裘法祖（1914~2008），浙江杭州人，中国科学院院士、著名外科专家。其刀法以精准见长，被医学界称为"裘氏刀法"，因其在外科领域的杰出贡献，被誉为"中国外科之父"。

　　裘法祖在总结其行医生涯时曾说，做医生不难，做好医生很难，永远做好医生就更难。裘法祖一生为很多人看过病，但给他印象最深的是农民病人。他们受着生活贫困和疾病的双重折磨。裘法祖至今都清楚地记得他们求医时的痛苦表情，当时就感到无形中有一股力量和责任要求医生一定要挽救他们的生命。

　　裘法祖曾有个很中肯的比喻：医生治病，是将病人一个一个背过河去的。一个病人愿意在全身麻醉的情况下，让医生在他肚子上划一刀，对医生是多大的信任啊。这种以生命相托的信任，理应赢得医生亲人般的赤诚。

67. 医术不论高低，医德最是重要。医生在技术上有高低之分，但在医德上必须是同样高尚的。一个好的医生应该做到急病人之所急，想病人之所想，把病人当作自己的亲人。

—— 裘法祖

解读

裘法祖教授曾经讲过自己亲身经历的故事：一位银行女职员哭着来找他，说她患了不治之症——"甲状腺癌"。这是某医院门诊一位外科医生草率做出的诊断。当天，她全家四口人相抱大哭，一夜未眠。裘法祖仔细询问她的病史，又检查了她的颈部，认为她患的是一种病毒感染所致的亚急性甲状腺炎。经过药物治疗，三周后甲状腺肿消退了，症状也消失了。病人全家自然庆幸不已。裘老对此事就感叹：如果医生轻率地下了一个错误诊断，会引起患者一家人多大的悲痛！医生的一言一语应该何等谨慎呀！

有一次，一位老妇人来门诊就诊，说她肚子不适好久了。裘法祖询问了病史，再让她躺下，又仔细按摸检查她的腹部。检查后这名患者紧紧握住裘法祖的手，久久不放，说："您真是一位好医生！我去了六七家医院，从来没有一个医生按摸检查过我的肚子。您是第一个为我做检查的医生。"裘法祖就想，像这样一项每一个医生都应该做的简单常规检查，竟会对病人产生这样巨大的安慰，这说明我们很多医生没有去想——病人在想什么？

裘法祖教授从事外科工作 60 多年，在这 60 多年中看到、听到了不少在医疗工作中发生的差错，甚至事故。他认为医护人员的工作十分辛苦，绝大多数是在很好地为病人服务。但也应该承认，少数医护人员对病人态度生硬，没有耐心，不愿倾听病人的诉说。

裘法祖教授在医院门诊部看到不少病人不远千里而来，他们抱着很大的希望，希望得到帮助、获得治疗。但是这些患者排队后就诊时，有的医生却是三言两语，不作任何解释；有的甚至冷脸相待，训斥病人。

对此裘老提出了这样一个思考，也是给医护工作者的一个警示：我们医护工作者在给病人看病、治病的时候，在思想上应该形成这样一个概念，这就是——假如坐在或躺在你面前的病人是你的亲人的话，你当如何？

68. 一位好的外科医生应做到三会，即会做（会开刀、会治病）、会说（会讲课和做学术报告）和会写（会撰写论文和总结报告）。

—— 裴法祖

解读

裴法祖教授曾经对青年外科医生有如下寄语：

"会做"就是要能够自己独立地做好每一例手术，特别是做好常见手术。会做的内容当然要包括术前准备、术后处理等重要环节。要做到：做一例手术，好一例病人；让病人很快痊愈，很快出院。这才叫"会做"。一位搞普通外科的医生，如果能很好地掌握胃大部切除术，包括其适应证、术前准备和术后处理，而且效果良好，他就是一名合格的外科医生。

"会讲"这是需要锻炼的，要讲出自己的意见、论点，既要概括，不拖泥带水，又要达意。当然，每一个人的口才是不同的，但仍然是可以锻炼出来的。要讲给学生听，讲给实习医生听，在学术讨论会中要发言讲给大家听。这样，才能起到相互交流、共同提高的作用。

"会写"就是要学会总结经验，将它记录下来，这就更需要刻苦学习了。应先从写好病史开始，再可写病案分析，进一步再写出自己在临床工作中的点滴体会。要写得重点突出、深入浅出、层次清楚、标点准确。要使他人阅读后懂得你所写的内容及用意。老一辈的外科医生一般都有写作经验，要督促青年外科医生去写、多写和写好。要给他们出题目，审改他们写好的文章，不但要求他们写的内容具有科学性、逻辑性，即使错用的标点符号，也要认真给予改正，这就要求老大夫要有耐心和细心了。

69. 临床临床，就要亲临病床，亲手掌握第一手资料，才能做出正确的判断。

—— 周华康

解读

周华康（1914~2011），是我国现代儿科学的先驱和开拓者之一，曾任北京协和医院儿科主任。在学生和同事眼里，周华康"最最认真，最最爱护病人"。在儿科病房里，这位瘦高的主任总要帮着护士做些琐碎工作，清晨给生病的孩子们换尿布，或是挨个儿喂饭、测体温。

周华康教授恪守一视同仁的规则，他恪守的规则不容打破。曾有一位部级领导带孩子看门诊不想排队，直接就往诊室里冲，却被周华康拦在外面。"不是急病就得排队。"他毫不客气地告诉领导。这套规则也同样适用于他自己。有一年，他上小学的孙子要看牙，这位老专家便亲自早起去协和口腔科排队挂号。

很多有关这位老人的回忆文章里都记述着同一个故事。1976 年，一个农民的孩子患败血症住院，初步治疗后，病情稍见好转，父亲就要求带孩子出院。这或许是大多贫穷家庭面对的窘境，只要在医院多住一天，这个家就会增加更重的负担。周华康急了，他对那个焦虑的父亲承诺："孩子的病情绝对不允许出院，如果信得过我，就把孩子交给我，你回去工作，我会把他当成自己的孩子对待。"从那天起，这个幸运的孩子得到的，不仅是一个教授每天的检查、治疗，还有探视时间里周教授提着的糖果和小人书，以及一个善意的谎言："都是你爸爸买给你的。"

他总是告诉自己的学生，为孩子看病开药时，一定要考虑到这个家庭的经济承受能力。而遇到困难的家庭时，这位在同事们看来"暖水壶一样外冷内热"的老大夫总是会悄悄地往家长的兜里塞些现金。

70. 做一名医生要有高尚的医德、精湛的医术，同时还必须取得病人的信任。同一病人，同样的药物，来自病人信任的医生，效果就好；来自不十分信任的医生，效果就不好。这是心理因素造成的，是客观存在的。

—— 吴阶平

解读

　　吴阶平（1917~2011），名泰然，号阶平，江苏常州人，著名的医学科学家、医学教育家、社会活动家、九三学社的杰出领导人，中国科学院、中国工程院资深院士。

　　吴阶平医术精湛，医德高尚，他深刻体会病人的痛苦、家属的心情。他认为医生除了专业知识，还要懂得心理学、社会学、经济学。临床工作要以高尚的医德、精湛的医术为基础，而且还要有服务的艺术。医生要善于发挥病人的积极性，取得家属的合作，以便很好的提高治疗效果，利于病人的康复。

71. 治学有三忌：一忌道听途说，二忌浅尝辄止，三忌贪多务得。

—— 何任

解读

何任（1921~2012），首届"国医大师"，浙江中医药大学教授，被誉为"金匮研究第一人"。

何任一生专注治学，他曾在一篇文章中谈到治学的方法。他认为，治学实际上与治学的目的、治学的态度密切相联，不可分割。

从古到今，治学方法众多，有宜有忌。一忌道听途说。遇事没有亲自眼见，没有调查分析，就随声附和，人云亦云，这是做学问的人切忌的。假如我们引证医书上的一句话、一节书，就必须亲自找到原书加以核对。如果不符，再找一个版本核对，总之要取得第一手材料。中医治学上还有一种情况，当看到别人用某法、某方、某药治好某病时，首先要弄清别人经验的本质，他是在何种情况下，以何种辨证特点才用这种方法，明确病人对象属何类型等等。弄懂弄通掌握实质后，才能真正学到手。切忌邯郸学步，生搬硬套。

二忌浅尝辄止。对一门学问、一本中医书籍，要有一定的基本理解。不能浮光掠影一知半解，做学问要有踏实坚韧、"不入虎穴，焉得虎子"的精神，如果对某一个问题只是表面了解一下，研究不深不透，那所得的知识，肯定是不会多的。浅尝辄止的原因，一是对治学缺乏决心，没有恒心，懒散随便；二是自认为什么都知道，盲目自满。古语说："学然后知不足"，越学才越觉不够。懒散自满，浅尝辄止，这是治学的大忌。

三忌贪多务得。看来这似乎与博采有矛盾，其实不然。博采各家学说并兼及医学以外知识，都是指的长久积累的治学方法。这里指的是一时企望学得很多，结果却是走马观花，不深不透。比如学《金匮》注本，应有所选择，如徐彬的《论注》、沉明宗的《编注》、尤怡的《心典》、魏荔彤的《本义》四种，逐个专攻大体已够。不宜一下看得过多，否则各书的特点，不易深刻了解，收获就有限了。

72. 医学是一门温暖心灵的科学，医生之于病人乃子女视于父母，其首要不在于手术做得如何流金溢彩，名扬四方，而在于如何向病人奉献天使般的温暖。

—— 吴孟超

解读

吴孟超，1922 年生，中国科学院院士，中国肝脏外科的开拓者和主要创始人之一，被誉为"中国肝胆外科之父"。

在近 70 年的从医生涯中，他待老师敬若父母；待病人不分贵贱；待战友心地坦诚；待学生甘为人梯。"做医生在品格上至少要具备三种精神：无欲无求的献身精神，治病救人的服务精神，求实求是的科学精神。"吴孟超时时处处都体现了这三种精神。

吴孟超的医德，体现在一些易被忽略的"鸡毛蒜皮"上。比如，冬天查房时，先把手在口袋里焐热，然后再去接触病人的身体。每次门诊后，吴老都会亲自带着病人做 B 超，手里还攥着一张小纸片和笔，纸片上面密密麻麻地记着每个病人的个人信息。到了冬天，涂抹 B 超耦合剂时，吴老还会提醒病人："有点凉，你得忍着点。"在检查结束时，顺手帮病人擦拭干净。他为病人做完检查后，会顺手为他们拉好衣服、系腰带，掖好被角。吴孟超查房之"慢"是出了名的，因为他为病人查体特别仔细，总是从头看到脚，问得也特别仔细，尤其是对有疑问的病史和检查报告，他非要问个水落石出不可。

吴孟超的医德，更体现在为病人着想上。现在许多医院，医生问诊"三句半"，立刻就让病人做 CT、造影、核磁等昂贵检查和全身检查，美其名曰"对你负责"。这种让病人费钱又"费身体"的事情，吴老是绝不赞同的。他说，要多用脑和手为病人服务。他在为病人做检查时，如果 B 超能解决问题，决不让病人去做 CT 或者磁共振检查，如果他们带的片子能诊断清楚，决不让他们再做检查。如果患者没有特殊要求，吴老手术时缝合创面切口从不用专门的器械，他说："用器械咔嚓一声 1000 多元，我用手，分文不要。"当他发现有医生做了不必要的手术时，会生气发怒："这种情况可以不做手术，病人多花钱不说，对身体也不好。"

73. 一个好医生，眼里看的是病，心里装的是人。

———吴孟超

解读

　　吴孟超教授 90 岁高龄时仍然工作在手术台前，他总是设身处地为病人着想，要求医生用最简单、最便宜、最有效的方法为病人治疗。他常说，"如果一个医生对病人不负责任，那就失去了做医生的基本资格。"他经常教导学生："把病人放在第一位，是医生的基本修养。"熟悉吴孟超的人都知道，他一般都是两只手一起去握病人的手。很多病人激动地说："没想到大名鼎鼎的吴孟超这么亲切随和、平易近人。"其实，吴孟超用两只手跟病人握手有三层意思：表示对病人很热情，拉近医生和病人心理上的距离；通过握手他能知道病人的体温怎么样；在和病人握手时，他的一只手顺势往病人的手腕一滑就可以搭脉。

74. 每一台手术都牵系着患者的生命，容不得丝毫疏忽。

—— 吴孟超

解读

这是医学的严谨精神，具有普适性，任何一家医院都适用。自从孙洪军担任山东省千佛山医院院长以来，狠抓医疗质量，确立了"尊重患者，敬畏生命，用心做事，把每一个诊疗流程都做成精品"的服务理念，孙洪军院长强调，医疗质量和医疗服务是医院的生命线，须臾不可放松。上级医师要履行职责，认真做好下级医师的带教工作，发挥模范带头作用；管理部门要做好规范化医师培训等工作，培养年轻医师严谨的工作习惯和作风。在孙院长的领导下，全院上下大力贯彻医疗"精品流程"的要求，医院经过多年的发展，向临床研究性医院坚定迈进。

75. 医生要把解除病人的病痛作为最大的乐趣和安慰。

—— 王振义

解读

王振义，1924 年生，中国工程院院士、国家最高科学技术奖获得者，内科血液学专家，中国血栓与止血专业的开创者之一，被誉为"癌症诱导分化之父"。"病人的利益，永远是第一位的；病人的痛苦，是医生毕生研究的动力。"这是王振义院士从医执教 60 余载最深切的感受。

王振义曾经提出做医生要有"三心"：

第一个是爱心。我们对病人要有一颗爱心，"爱"是人间最崇高的一个词，人类相互爱护，有一颗爱心很多事情都能解决，如果你对病人没有什么爱心，讨厌他，有可能为他很好地服务吗？

第二个是细心。看病就要细心，如果很粗糙地表面上看一下，很容易产生误诊。就像有一个 9 岁的小孩子昏迷了，当时都想到是先天性脑血管意外破裂，但是我仔细看发现脚上有出血点，就应诊断为脑型过敏性脊椎炎。这种情况如果不仔细看就发现不了。

第三个是耐心。医疗纠纷 80%~90% 的都是因为医生没有耐心，服务态度不好造成的。所以我的体会是，从医 60 多年，病人给我三颗星，我给病人三颗心：爱心、细心、耐心。

76. 廉洁是医生的本分，贪财图利，乘人之危，根本不配当医生。

—— 华益慰

解读

华益慰（1933~2006），著名医学专家、北京军区总医院主任医师、中华医学会外科学会常务委员，享受政府特殊津贴。华益慰从医56年，始终如一地像白求恩那样对事业极端负责，对人民极端热忱，对技术精益求精，把全部爱心奉献给人民，把毕生精力倾注在军队医学事业。2006年"感动中国"节目评价华益慰："不拿一分钱，不出一个错，这种极限境界，非有神圣信仰不能达到。他是医术高超与人格高尚的完美结合。他用尽心血，不负生命的嘱托。"

77. 选择医学可能是偶然，但你一旦选择了，就必须用一生的忠诚和热情去对待它。

—— 钟南山

解读

钟南山，1936年生，著名呼吸病学专家，中国工程院院士。"我从来主张医生应该这样：医德好，最重要的是能解决问题。"钟南山认为，医生对病人态度好的最大好处是可以获得病人的信任，这样病人才会合作，"一方面会提供很真实的情况，另外一方面会依从医生，你让他吃药他就一定会吃，不会怀疑，因为他信任你"。病人一旦信任医生，就会把自己都交给医生，这个时候，治疗就容易得多了。

钟南山认为，医生的态度能够决定病人的病情，"不是说医生见到病人要笑嘻嘻的，不需要这样。医生对治愈病人有理念和信心，他的言行自然就会体现出来，就会传神地到达病人心里。"

78. 医生应当对病人有同情心、对工作有责任心、对同志有团结心、对事业有进取心，要努力成为白求恩式的好医生。

—— 顾玉东

解读

顾玉东，1937年生，长期从事手外科、显微外科临床研究和理论工作。1994年当选为中国工程院院士。

如何做人民满意的医生？顾玉东院士提出，一个好的医生有三件法宝：语言、药物和手术刀。他特别强调了语言的重要性，因为它往往被忽视。语言就是指和病人的交流即医患沟通，其占据非常重要的地位。医患沟通是医患之间不可缺少的交流，必须要把病人的痛苦看成自己的痛苦，才能舍身处地地理解病人的疾苦，解决病人的疾苦。我们生活在一个人与人交往的社会之中，我们处在一个人与人沟通的世界，没有沟通，我们将无法生存。

关于如何做一个好医生，顾玉东院士提出了四条建议：

首先，一个好医生应该具备一颗爱心，一颗怜悯的心。当病人将自己的生命和健康交付给一个素昧平生的人——医生的时候，做医生的应该有一颗感恩的心：感谢病人对医生这个职业的信任，对医生本人的信任。对能够救治的病人，应当尽全力救治，对不能够救治的病人，应当让他安详地、有尊严地度过余下的生命。

其次，一个好医生应该具备一颗负责任的心。每一个医生都应该记住，病人绝不是实验室里的试管、烧瓶，在下处方、医嘱时，一定要慎之又慎。古人说，"用药如用刑"，又说，"庸医杀人不用刀。"以我自己的体会，针对某种疾病的某一治疗方案、某一药品，假如自己患这种疾病时会选择该治疗方案、该药品时，则会考虑用在病人身上。

第三，一个好医生应该有渊博的学识和深厚的科学知识。知识越丰富，思路才越广阔，解决问题时的应对方法才越多。那么知识的来源就是读书。只有多读书，才能思考问题、提出问题和解决问题。

第四，一个好医生应该有精湛的业务技术和丰富的临床经验。能够在疾病初现端倪的早期即做出正确的诊断，并给予适当的治疗，让病人在取得相同治疗效果的前提下，减少所担负的风险和成本。

最后，做一个好医生，应该能够耐得住贫穷、耐得住寂寞，应该能够虚心学习同行的长处。

79. 科学家也许更多地付诸理智，艺术家也许更多地倾注感情，而医生必须集冷静的理智和热烈的感情于一身。

—— 郎景和

解读

郎景和，1940年生，当代妇产学科界的领军人物，是继林巧稚、宋鸿钊后第三位当选两院院士的妇产科学教授，是中国工程院院士中第一位妇产科学教授。

"关爱，是医生给病人的第一张处方。"郎景和院士把这句话刻在书签上，随时赠予年轻医生。他认为，病人才是医生最好的老师。"病人教我们怎样看病，教我们怎样做医生。通过症状，病人给予我们经验，所以医生对病人不可以不尊重。"他常常如此对学生传授。林巧稚的脖子上常年挂着听诊器，郎景和的办公室里，也总挂着一个绿色软皮管的老式听诊器。很多年轻大夫不理解，为什么在仪器设备先进的今天，还要强调听诊器？

"因为听诊器把医生和病人连在一起。"郎景和告诫他们，要拿起听诊器，这是行医者不能忘的。他也时刻提醒自己，病人有思想、感情、家庭，如果这一切医生都不管，那么病人就会像躺在冰冷的流水线上，每一个部件任由大夫去检查。病人会将自己的感受、痛苦和问题向医生和盘托出，不管你的年龄、性别、经验、阅历、能力如何。他的叙述本身就是在寻求答案，而你却是他能够、甚至是唯一能够进行倾诉进而让他释然的人。所以，无论病人的"故事"多么私密，多么令人尴尬，甚至难以置信，作为医生的你都应该认真、严肃地听取、接受，并给予尽可能的解答和帮助。年轻的医生当然不能装老成，但必须以老成的态度对待求医者。

当了几十年的医生，郎景和却坦言自己"做医生越做越怕"，关于他的一篇文章《医生的"戒、慎、恐、惧"四字诀》，文中剖析了他从医路上的"胆战心惊"。这个四字诀出自一代医界宗师张孝骞，他时常告诫后辈做医生必须"战战兢兢，如履薄冰，如临深渊"。几十年都在从医路上战战兢兢的郎景和，自称只是个普通医生，以医德为根基，做着一个合格医者该做的一切事。

"病人到医生那里，当然是要解除病痛的，不论医生的本事如何，或者能否如愿完成。医生接诊病人，当然要为其明确诊断、解决问题，无论他能否做到，都应尽力为之。我们不能保证治疗好每一位病人，但要保证好好治疗每一位病人。"郎景和院士强调。

80. 人文素养决定医生"高度"。

—— 王辰

解读

　　王辰，中国工程院院士，呼吸病学与危重症医学专家、医学博士，教授、博士生导师。现任中日医院院长。2017 年 5 月，获得全国创新争先奖。

　　近年来，王辰院士一直在不同场合呼吁医学人文。他认为，医生是生命的照护者。掌握最先进的医疗技术，是每位医生必不可少的技能，在技术上，我们不能当"二把刀"，要做最先进技术的领悟者、掌握者、施予者，给病人最恰当的治疗，体现当代医学科技水平。但切记，技术始终只是治病的手段之一，再高端的技术在未来都可能是粗浅和可笑的。除了技术，医生一定要成为一个对生命有把握、对社会有洞察、对人性有了悟的人。好的医生在诊室、病房一站，就让病人如沐春风，使病人产生发自内心的信任。只有这样，才能弥补技术上的不足，对患者实行全身心照护。他呼吁："每个医生都要做一名高贵的知识分子。"

〔肆〕 外国医学名言

81. 无论至于何处，遇男或女，贵人及奴婢，我之唯一目的，为病家谋幸福。

——［古希腊］希波克拉底

解读

　　以上是希波克拉底誓言的一部分。希波克拉底誓言是古希腊医生职业道德的盛典，为每一个医学生正式行医时郑重宣誓的誓言。这个誓言流传约 2000 多年，是确定医生对病人、对社会的责任及医生行为规范的誓言。希波克拉底是公元前 5-前 4 世纪著名的希腊医生，希波克拉底被西方尊为"医学之父"。这一誓言很可能在希波克拉底之前已经在医生中代代相传，以口头的形式存在，希波克拉底也许是第一个把这一誓言用文字记录了下来的人。这一誓言中有封建行会及迷信的色彩，但其基本精神被视为医生行为规范，沿用了 2000 多年。直到今日，在很多国家医生就业时还必须按此誓言宣誓。

　　在希波克拉底后，也有一些古代的医学家就医生的职业道德发表过重要的论述，某些方面还有自己的独到之处，但就影响的广度及深度而言，都不如希波克拉底誓言。

82. 当我们决心要成为医生的那一刻，我们的身上已经挂上了一条看不见的锁链，让我们背负一生。

—— ［法］海辛特·雷奈克 Hyacinthe Laennec

解读

　　雷奈克（1781~1826）是法国医学家，听诊器的发明者。雷奈克出生的1781年法国医学正处于黄金时代。雷奈克六岁那年，他的母亲便因肺结核去世了，他父亲是个小公务员，由于担负不了沉重的生活负担，就把小雷奈克送到当医生的叔叔家寄养。后来，雷奈克在赴巴黎深造前，他的叔叔送了他一句令他终生难忘的话：当我们决心要成为医生的那一刻，我们的身上已经挂上了一条看不见的锁链，让我们背负一生。这句话也让雷奈克背负了一生，也因他而流传后世。雷奈克他后来成为法国影响很大的胸科专家，他对世界医学界还有一个巨大贡献：发明了听诊器。

　　对于医务工作者来说，选择成为一名医生，就是选择了服务和奉献，就是选择了仁心仁术，就是选择了重义忘利，就是选择了一生德行医术的不断精进。这条看不见的锁链，就是一种对自我的严格要求；这条看不见的锁链，一头连着无数人的幸福安康，一头连着自己治病救人的医者仁心。

83. 只要生命还可珍贵，医生这个职业就永远备受崇拜。

——［美］爱默生 Ralph Waldo Emerson

解读

爱默生（1803~1882）是美国思想家、文学家、诗人，是确立美国文化精神的代表人物。美国前总统林肯称他为"美国的孔子""美国文明之父"。爱默生在这里对医生职业做出了高度评价。他认为，医生的职业关乎患者身家性命，同时肩负着维护全社会健康的重要职责。只要生命还可贵，还值得人们重视，那么作为生命守护者的医生，就应该以其救死扶伤的职业特点，受到世人的重视和尊敬。诚如英国作家泰勒所说："在如此众多的厄运和战争中，保护一个人的生命与创造这个人的生命都同样伟大。"

84. 护士的工作对象不是冷冰冰的石块、木头和纸片，而是有热血和生命的人类。护理工作是精细艺术中之最精细者，其中有一个原因就是护士必须具有一颗同情的心和一双愿意工作的手。

——［英］南丁格尔 Florence Nightingale

解读

弗洛伦斯·南丁格尔（1820~1910）是一名英国护士，她是近代护理事业的创始人和护理教育的奠基人。"南丁格尔"也成为护士精神的代名词。她是世界上第一个真正的女护士，开创了崇高的护理事业。"5.12"国际护士节设立在南丁格尔的生日这一天，就是为了纪念这位近代护理事业的创始人。

"三分治疗，七分护理"道出了护理工作在治疗疾病中的重要性。随着医疗技术的发展，病人不仅需要高超的医术、舒适的环境，更需要的是被理解、被关心、被尊重、被爱护……护理对象首先是"人"，其次才是"病"。千佛山医院的人文护理团队已经成为人文医院建设的一个亮点。护士们在无数个日夜交替里感受着生命的脆弱，每天都做着平凡而重复的护理工作，大到抢救，小到整理病床，甚至一句简单热情的问候："爷爷，您昨晚睡得怎样？""阿姨，吃早饭了没有？"都拉近了医护人员与病人之间的距离。

85. 医学既不是纯科学，也不是纯艺术。医学是艺术和科学之间一门独特的中间科学，但又不同于它们两者。医学是人文科学中最科学的，是科学中最人道的。

——［美］佩里格里诺 Edmund D. Pellegrino

解读

　　佩里格里诺（1920-2013），美国医学人文学的奠基人，他的学术思想富含哲学的睿智与实践的智慧，对医学人文学诸领域中重要的问题均有涉及。作为一名开拓者，他在医学人文学的创立以及对医学人文的学科建制化方面都起到了奠基性的作用。自上世纪 60 年代以来，佩里格里诺一直活跃在美国医学人文学的舞台上，在近半个世纪的历史中，他的思想与实践都深深地影响着这一学科群的发展。他在与别人合著的《医疗实践的哲学基础》一书中提出了上面这句话，回答了医学的内涵到底是什么这一问题。他提出这种观点的目的，是为了避免医学被过度科学化、技术化，从而唤起医学的人文关怀。正如被誉为现代医学之父的加拿大医学家威廉·奥斯勒（William Osler）爵士所呼吁的，"更重要的是了解患有疾病的人，而不是所患的疾病。"北京大学医学人文教授王一文也指出："医学不仅仅是科学，它本质上是人学。当医学的'人学'意识削弱时，医学就只剩下一大堆技术。"

86. 成为一个医生最大的责任不是只医治疾病，一个医生怎么看待贫穷的病人，是区分一个人是医生还是医匠的关键点，真正的医生肯定人的价值，医匠的眼中，病人只是消费者。医生看的是生病的人，医匠看的是填病历的表。

——［美］布莱克威尔 Elizabeth Blackwell

 解读

布莱克威尔（1821~1910），是西方第一位成为医生的女性，也是第一位医学女博士，是美国女子医学教育界的先锋。30岁在美国开第一家女子诊所，47岁成立自己的女子医学院。她还在女权运动中做出了突出贡献。

怎么看待贫穷的病人，最能考验一个医生的医德和品行。

真正的医生不论贫富贵贱，把行医看作一项传递爱和温暖的事业，对待生命一视同仁；而医匠——只是把医治病人当做一份工作的人——会像对待消费者那样区分病人的经济条件。

真正的医生对生命一视同仁，眼中有人，把每一次诊治都会看作对一个生命的承诺；而医匠只会把看病看作一个工作，他想的是完成病历表的填写。

87. 从事医药研究的人，一定要有一丝不苟的精神，有时候纸上错一笔也许无伤大雅，但医理上错一着人命攸关。

——［德］柯赫 Robert Koch

解读

科赫（1843~1910），德国医学家，诺贝尔奖获得者。1862年，考入德国哥廷根大学医学院。开学不久的一天，科赫的老师亨尔教授突然把自己多年积下的论文手稿全部搬到教室里，分给学生们，让他们重新仔细工整地誊写一遍。

但是，当学生们翻开亨尔教授的论文手稿时，发现这些手稿已经非常工整了。几乎所有的学生都认为根本没有重抄一遍的必要，做这种没有价值而又繁冗枯燥的工作是在浪费自己的青春和生命。有这些时间，还不如发挥自己的聪明才智去搞研究。他们的结论是，傻子才会坐在那里当抄写员。最后，他们都去实验室里搞研究去了。让人想不到的是，竟然真有一个"傻子"坐在教室里抄写教授的论文手稿，他就是科赫。

一个学期以后，科赫把抄好的手稿送到了亨尔教授的办公室。看着科赫满脸疑问，一向和蔼的教授突然严肃地对他说："我向你表示崇高的敬意，孩子！因为只有你完成了这项工作。而那些我认为很聪明的学生，竟然都不愿做这种繁重、乏味的抄写工作。"

接下来，科赫听他老师说了影响他一生的话："我们从事医学研究的人，不光需要聪明的头脑和勤奋的精神，更为重要的是一定要具备一种一丝不苟的精神。特别是年轻人，往往急于求成，容易忽略细节。要知道，医理上走错一步，就是人命关天的大事啊！而抄那些手稿的工作，既是学习医学知识的机会，也是一种修炼心性的过程。"

这番话深深触动了科赫年轻的心灵。在此后的学习和工作中，科赫一直牢记导师的话，他对他的学生们说："从事医药研究的人，一定要有一丝不苟的精神，有时候纸上错一笔也许无伤大雅，但医理上错一着人命攸关。"他老老实实做"最傻的人"，一直保持严谨的学习态度和研究作风，并把它传给自己的学生。这种做事态度让他在人类历史上首次发现了结核菌、霍乱菌，并第一个发现传染病是由于病原体感染而造成的。1905年，鉴于在细菌研究方面的卓越成就，瑞典皇家学会将诺贝尔生理学与医学奖授予了科赫。科赫和巴斯德一起被公认为近代微生物学的奠基人。

88. 病人已经够痛苦的了，作为医生，如果言语不亲切和蔼，不和颜悦色，那就是给病人心头加上又一痛苦。

——［瑞士］科歇尔 Emil Theodore Kochel

解读

科歇尔是 20 世纪初欧洲著名医学专家，获得 1909 年诺贝尔奖。科歇尔在很年轻的时候就立志做一个救死扶伤的医生。科歇尔的这句话提醒从医者：言语和态度是医疗的重要组成部分。换句话说，人文与技术组成了完整的医疗。病人最终是被爱治愈的，包括家庭的爱、亲戚的爱、朋友的爱、社会的爱和医务人员的爱，对于病人来说，医生态度和语言才是最好的药物。

所以，合格的医生面对患者，会首先作为亲人，听患者的倾述，理解他们的痛苦；再做医生，治疗他们的痛苦。这两个身份重合后，再与患者沟通治疗方案，让患者很容易接受。

89. 有时去治愈，常常去帮助，总是去安慰。

——［美］特鲁多 Edward Livingston Trudeau

 解读

　　特鲁多（1848~1915），美国结核病专家，他出生于美国一个医生家庭，毕业于哥伦比亚大学医学院。1873 年他被确诊为肺结核，此后经历了一段与肺结核斗争的艰苦岁月，他的四个孩子有三个因病去世，他始终坚强面对生活，后来终于恢复了健康。1882 年他在朋友的资助下创建世界上第一所结核病疗养院"村舍疗养院"。19 世纪末期，特鲁多已走在了结核病治疗和研究领域的前沿，他组织了萨拉纳克结核病研究实验室，这是美国第一个研究结核病的实验室，后改名为特鲁多研究所。1915 年特鲁多医生死于结核病——比当时许多结核病人活得长久。他被埋葬在纽约萨拉纳克湖畔，墓碑上刻着的话，即是他一生行医生涯的座右铭：有时去治愈，常常去帮助，总是去安慰。（To Cure Sometimes, To Relieve Often, To Comfort Always.）

　　特鲁多医生的名言，概括了医学救死扶伤的职责，成为医生们所遵从的行医准则，表达了一个道德高尚的医生对待病人的心态，以及一种理性的谦卑、职业的操守和医学人文的朴素境界。特鲁多医生曾说："医学关注的是在病痛中挣扎、最需要精神关怀和治疗的人，医疗技术自身的功能是有限的，需要沟通中体现人文关怀去弥补。"

　　"有时去治愈"说明医学并非万能，在一些伤病面前，即使医术高明的医生，也是束手无策……但这绝不意味着医生在病人面前无所作为。一个有良知的医生，除了"有时去治愈"之外，对待病人要"常常去帮助""总是去安慰"，反映了人文关怀贯穿于医疗活动的全过程，自始至终都充满关怀与安慰。这是一种人性光芒的传递，是医学真谛的表达，是医生职业生涯的闪光点，也是最能感动人们心灵的地方。

90. 更重要的是了解患有疾病的人，而不是所患的疾病。

—— [加] 奥斯勒　William Osler

解读

　　奥斯勒（1849~1919），加拿大临床医学家、医学教育家、医学活动家，被誉为"现代医学之父"。1872年获医学博士学位，1884年被选为伦敦皇家内科医师学会会员，1888年任约翰斯·霍普金斯大学医学院内科学教授，1890年当选伦敦皇家学会会员，1904年被聘为牛津大学内科学教授。他建立的住院医师制度和床边教学制度在西方医学界影响深远，至今仍是世界医学界基本的制度组成；他文艺复兴式的多才多艺形成了约翰霍普金斯医学院的传统；以他为代表的约翰霍普金斯医学院学术带头人建立了美国现代医学教育制度，使当时的世界医学中心从欧洲转移到美国；他的很多言谈和论点仍被医学界广泛引用。他编著的《临床内科学原理》以近代基础医学（尤其是细菌学）为基础，根据病原学和解剖位置对疾病进行分类，长期被公认为临床内科学的标准教科书，并被译成法、德、意、西、中等多种文字。

　　奥斯勒有许多名言警句，例如："医生应当是不竞争、不喧嚷的，他们的天职就是抚伤、救穷、治病，最好的医生也是最不为人所知的医生。""行医是一种以科学为基础的艺术。它是一种专业，而非一种交易；它是一种使命，而非一种行业；

从本质来讲，医学是一种使命、一种社会使命、一种人性和情感的表达。这项使命要求于你们的，是用心要如同用脑。""跟病人说话吧，病人的语言就揭示了诊断。"

91. 医生是我们文明世界的精华。

——［英］史蒂文森 Robert Louis Stevenson

解读

史蒂文森（1850~1894），英国小说家，对20世纪现代主义文学影响巨大，被列为"19世纪最伟大的作家之一"。史蒂文森小时候身体柔弱，冬天时经常待在床上，而他的护士则花很长的时间在床边读圣经与基督教故事给年幼的史蒂文森听。此后，因身体原因，史蒂文森经常与医生打交道，直到他44岁英年早逝。他对医生的评价也许是有感而发。

古罗马著名医学家盖仑在晚年对自己从医几十年岁月感慨说："医学既是一门博深的科学，又是一门伟大的艺术。"十九世纪护理学创始人南丁格尔女士也曾说："医学除了用生物学知识之外，更多的还要应用许多人文科学知识来为病人服务，使千差万别的人在很短时间内都能达到治疗或者康复需求的最佳身心状态，这本身就是一项'最精细的艺术'。"西方医学之父希波克拉底也曾说："医生的艺术包括三件大事：即疾病、患者和医生。医生是艺术的仆人，治疗艺术的最高职责就是治好病人，医疗艺术乃是一切艺术之中最为卓越的艺术。"

所以，医学是人类文明的集大成，医疗文明也是社会文明的集中体现，从这个意义上来说，医生是我们文明世界的精华。

92. 这里的每一个人都关心您。

——［美］梅奥医学中心（Mayo Clinic）理念

解读

　　梅奥医学中心创立于 1863 年，它是以不断创新的医学教育和世界领先的医学研究为基础，建立起来的全美规模最大、设备最先进的综合性医疗体系。在全美医院排名中，梅奥医学中心经常排名第一。对每一个梅奥人来说，他们信奉的是以强大的科研实力、先进的医疗系统，每时每刻给予每一个病人以最好的关怀和治疗。为了实践"这里的每一个人都关心您"的价值观，梅奥拥有一个由充满爱心的医生、训练有素的科学家和其他医疗人员组成的强大团队，时时刻刻将精力放在病人的需要上面，无论他们来自何方、出身何处。

　　梅奥医学中心位于斯科茨代尔市（Scottsdale）的分院住进了一位病危患者，她的女儿很快就要举行婚礼，但这位患者很可能无法活着看到女儿完婚。新娘告诉医院牧师，她多么希望自己的母亲能够参加婚礼。牧师把这一情况转告了病危护理部经理。几个小时之后，医院正厅布置成了婚庆礼堂，到处都是鲜花，气球和彩带。医院的工作人员买来了婚庆蛋糕，护士们为这位病人梳头，上妆，穿衣，把她的病床推到医院正厅。一位工作人员自告奋勇演奏钢琴，医院牧师则负责主持婚礼仪式。每层楼的楼厅都簇拥着医院工作人员和参加婚礼的亲友们，用新娘的话来说"他们就像天使下凡一样"。

弘扬医院的价值观，让人们深深体会到这个价值观对于梅奥今天的成功是多么重要。罗切斯特（Rochester）分院还设立了 Karis（希腊语，意指关怀备至）季度奖，专门表彰为病人提供良好服务的员工，全院所有员工均有资格角逐这一奖项，可以由同事、病人或家属提名，而且对提名者的身份保密，以避免政治因素影响评选过程。1999 年的一位获奖者是世界著名的结肠直肠外科医生，取得过多项科研大奖。在颁奖午宴上，他告诉在座的人，在他取得的所有奖项中，他最珍视的就是 Karis 奖。他说："这是我有生以来第一次作为一个真正的好医生获得大奖。"

93. 医生不能光用药物来治病。在病人最痛苦的时候，医生一定要出现在他的面前。

—— ［加］ 白求恩 Norman Bethune

解读

　　1939 年，白求恩大夫率 18 人的"东征医疗队"到冀中前线救治八路军伤员。他不顾日军炮火，曾连续坚持 69 个小时，救治 115 名战士，四个月行程 1500 公里，做手术 315 次，救治伤员 1000 多名。1939 年 10 月，在涞源县摩天岭战斗中抢救伤员时左手中指被手术刀割破，感染后转为败血症，医治无效，于 11 月 12 日凌晨在河北省唐县黄石口村逝世。

　　白求恩的逝世，惊动了冀中平原。毛泽东主席亲自题词："一个外国人，毫无利己的动机，把中国人民的解放事业当作他自己的事业，这是什么精神？这是国际主义精神，这是共产主义精神，每一个中国共产党员都要学习这种精神……"

　　他对待工作的态度，面对革命的决心，舍己为人的品质，将永远是指引我们前行的明灯。白求恩大夫的那种国际主义博爱精神是永恒的；他的那种救死扶伤的职业道德情操是高尚的；他的那种精益求精、一丝不苟的敬业精神是令人崇敬的。

94. 病人理应指望把医生培养成为一个专心的倾听者，仔细的观察者，敏锐的交谈者和有效的临床医生，而不是仅仅满足于治疗某些疾病。

—— 《爱丁堡宣言》

 解读

1988 年，世界卫生组织（WHO）与联合国儿童基金会、联合国开发计划署联合召开了世界医学教育会议，发布了《爱丁堡宣言》。宣言说，医学教育的目的是培养促进全体人民健康的医生，尽管本世纪（20 世纪）医学技术已经获得巨大的进展，但是这个目的在许多地方并没有得到实现。

简单地说，《爱丁堡宣言》申明了医学教育的目的是通过培养素质全面的医生，进而实现全体人民的健康。医学，是一门救死扶伤的科学；治病，是医生对患者责任和情感的表达。患者之于医生，不仅仅是"看病的人"，更是值得呵护和尊重的平等主体；医生不仅要给患者治病疗伤，更应提供感情支持。诚挚的微笑、耐心的解答，对病人嘘寒问暖，或提供一些力所能及的帮助，这些事情看似微不足道，但只要医生说出来、做出来，对疾病缠身的患者而言就是一种莫大的慰藉。

［伍］　千医文化理念

95. 院 训：敬业 严谨 慈和 创新

解读

敬业——"敬事而信""执事敬"的做人做事理念是中国优
　　　　秀传统。引导职工将医院作为安身立命的平台，将
　　　　服务患者作为最高的事业追求。
严谨——把医疗安全和医疗服务作为医院发展的生命线，把
　　　　每一个诊疗流程都做成精品。
慈和——慈善温和，包容谦让，让患者如沐春风。与院名和
　　　　慈善医院内涵一脉相承。
创新——"苟日新，日日新，又日新。"以技术创新和管理
　　　　创新作为医院发展的驱动力。

96. 愿 景：做精于术、厚于德的临床研究型人文医院

解读

　　坚持德医双馨，以技术引领医院前行，以医德浸润人心，
同时坚持医、教、研协调发展，深入推进人文医院建设。

97. 价值观：视人如己，止于至善

视人如己——己所不欲，勿施于人，不断发掘和满足患者的
内在需求。
止于至善——将医疗服务提升至更加完美的境界。

98. 使命：生命因我而美好

　　通过医务工作者的努力，让患者身心得到康复，以此增进
家庭幸福和社会和谐，既是我们的使命，又是我们事业的价值
所在。

99. 办院方针：人文化 集团化 品牌化 国际化

解读

人文化——崇尚医学人文，做山东最好的人文医院。

集团化——坚持合作医院和集团医院战略，优势互补，合作
　　　　　共赢。

品牌化——打造特色鲜明的千医品牌，提升医院核心竞争力。

国际化——走出去，引进来，不断攀升医学科技前沿。

100. 服务理念：尊重患者 敬畏生命 用心做事 精益求精

解读

尊重患者 —— 这是我们对待患者的出发点。

敬畏生命 —— 这是我们坚守的职业信念。

用心做事 —— 这是千医人多年来养成的工作习惯。

精益求精 —— 这是我们对待自己工作的要求标准。